図解 新型コロナウイルス メンタルヘルス対策

医師／労働衛生コンサルタント
亀田高志

X-Knowledge

はじめに

新型コロナの流行と拡大によって〝巣ごもり生活〟と呼ばれる、自宅に留まり続ける生活を強いられる人がたくさんいました。一方で感染を恐れながら、仕事や通勤を続けなければならない人、反対に休業要請によって仕事が続けられなくなった人、職を失い困窮する人たちが、新しい生活様式と呼ばれる、ある程度の緩和が続いていく中で、強い不安や悩み、ストレスを抱えながら過ごしています。

平成、令和と生産性の向上を求められ、時に過重労働を強いられる毎日を何とかやり過ごしてきた働く人が多かったと思います。ところが戦時や有事と称される新型コロナの流行が、一種の異常事態を引き起こし、日々の暮らしと安全や安心のインフラを壊し、一変させてしまったかのようです。

緊急事態宣言の解除に合わせて国民や市民に向けた、政府、自治体からの説明では〝長期戦〟や〝長丁場〟といった表現を用いて、国民、市民の協力と団結が謳われます。しかし、出口戦略の根拠や目標はあまり具体的には示されず、この異常事態が、いつまで続くのだろう？　と先の見えない状況に苦しい気持ちを抱えた人も少なくないことでしょう。

〝ステイ・ホーム〟という名の下、断続的にでも自宅に閉じこもらなければならない初めての経験や社会経済状況が悪化していく様に「心が折れそう……」と漏らす人がたくさんいます。

その背後には日頃、忙しさにかまけて、目を背けてきたプライベートな問題、例えば夫婦間や親子間のトラブル、親の介護をめぐる兄弟間の争いや葛藤に直面するという事情があるかもしれません。

職場で上司や同僚との困難な人間関係を何とかやり過ごしてきたのに、テレワーク・在宅勤務をきっかけに、問題や不信感が露わになって耐えられないと感じる人もいます。

お酒の飲み過ぎやネットサーフィンばかりに時間を割くような悪い生活習慣を改めずに来たことが、一気に表面化して、メンタルな問題をより深刻にしてしまうこともあると思います。

けれども、こうした新型コロナの流行による困りごとを解決し、その影響を小さくすることで、沈んでしまいがちな気持ちを立て直すことは可能です。ダメージを乗り越える工夫は色々な形でできるのです。

私は専門産業医、大学講師、ベンチャー企業経営を経て、専門コンサルタントとして、働く人のメンタルヘルスに関する相談事から職場における対策の支援、たくさんの方が参加されるセミナーや講演を行ってきました。

そこで一人ひとりの働く人やそのご家族の目線で新型コロナの影響によるストレスへの対処、不調の目安や対応、メンタルヘルスの改善のためにできる、毎日の工夫と実践のポイントを本書で紹介したいと考えました。

また、従業員の方々のために職場全体の対策を考えなければならない方々にも実務に役立つ情報やヒントをお示しできればと思っています。

本書の内容が少しでも日々の不安や困りごとを解決したり、ストレスを軽くして、メンタルなコンディションを改善したりすることに役立てば幸いです。

【図解】新型コロナウイルス　メンタルヘルス対策　目次

第1章　新型コロナで直面する困りごとへの対処法

Contents

Contents

第3章 心身の不調の予防と対応

第4章 ダメージから立ち直る「レジリエンス」とは？

Contents

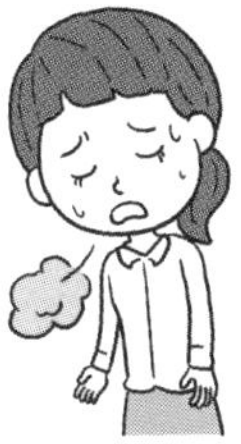

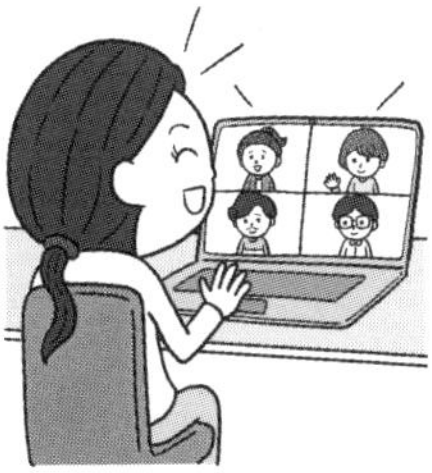

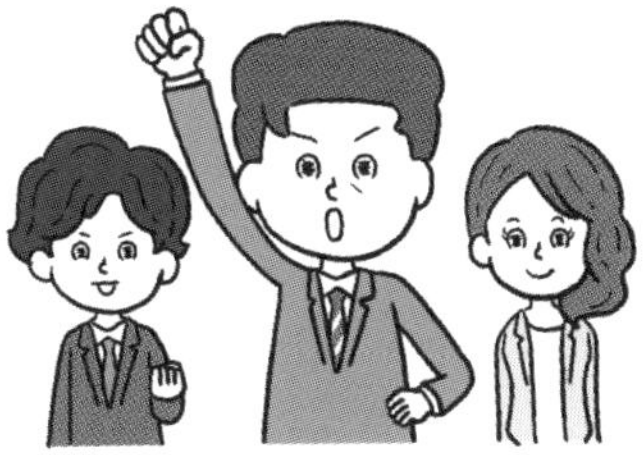

本書のQ&Aについて
各設問のQ&Aは著者の経験事例をアレンジしたり、編集担当でリサーチしたりして作成しました。特定の個人を指してのことでない、ということを予めご了承下さい。

カバーデザイン　田中俊輔（PAGES）
本文デザイン　伊地知明子
編集協力　渡邊雄一郎（グループONES）
イラストレーション　オオノマサフミ
印刷　シナノ書籍印刷

プロローグ ～新型コロナの終息を目指し、折れない心を育む～

新型コロナの影響を乗り越える3つのステップ

現代社会では毎日の生活の中で不安や困りごと、ストレスに悩む人は少なくありません。厚生労働省による働く人に対する調査でも過半数の人がそうした意見を回答するぐらいです。その主な要因は仕事の量と質、人間関係にあるといわれています。

一方、2020年1月から突然、日本で感染が確認されるようになった新型コロナの影響で想定外の出来事や環境に戸惑い、悩み、メンタルなコンディションを悪くする人が多数出ています。

本書では、働く人やそのご家族を対象にして、具体的な不安や困りごと、ストレスとなる出来事や状況にどのように対処するのがよいのかという道筋をお示ししたいと思います。

そこで限られた紙面ですが、実際の疑問に対して、次の3つの事柄をカバーするようにしました。

①客観的な情報をきちんと押さえること

過度の不安やストレスを感じる時には、しばしば誤った情報や思い込みが影響しています。無用な心配を取り除くためにも、事実を正しく知っておく必要があります。

②適切で効果的な捉え方と考え方

不安やストレス、困りごとに上手く対処するには、それを適切に捉えて、効果的な考え方を保ちながら、問題を解消したり、心の負担を軽くしたりしていくのがよいのです。

③具体的な対処法・実践のヒント

読者の方々にとって、大切なことは新型コロナの影響が避けられない中でも、メンタルなコンディションを良好に保つことであろうと思います。具体的にイメージしやすい対処法や実践のヒントをご紹介します。

まず、どのような不安や困りごと、ストレスに対しても、この3つの事柄＝ステップで理解し、考え、対処や実践を行っていただければと思います。そしてここで、知っておくとよい新型コロナに関する情報にざっと触れておきたいと思います。

新型コロナの流行が終わるのは2021年末以降？

新型コロナウイルス感染症対策本部による緊急事態宣言、外出自粛や休業の要請は5月後半に一旦は解除されました。新しい生活様式という要請の意味は元通りの生活ではないですし、まして完全な終息は先のこととなります。

マスコミを通じて我々のところに届く新型コロナに関する情報は一般的に様々な立場や責任、あるいは利害によって、断片的であったり、偏ったものになっていたりすると思います。

ひょっとすると繰り返されるかもしれない〝巣ごもり生活〟を何時まで続けなければならないのか、を理解しておくことは、〝正確な情報をきちんと押さえる〟ことであり、メンタルヘルスにかかわる問題に対応する際の助けになります。

- 流行が終息するには国民、市民の7割以上に免疫（集団免疫と呼ばれる）ができる必要がある。
- そのためには多くの人が感染するか、ワクチンが開発される必要がある。
- 日本では欧米に比べて患者数の増加が緩やかであり、6月初めの時点でも感染した人の割合は東京であっても最大で1％程度ではないかと考えられる。

●参考として3月から感染爆発（オーバーシュート）のあったアメリカのニューヨーク市内では2割弱である。（5月初めの段階：1万5千人の抗体検査による）

●制限が緩和された期間でも、症状のない不顕性感染を起こした人、無症候性キャリアの人からの感染は持続して、再び流行の波が生じる。

●数か月ごとの感染者数の増加の波が3回あるいはそれ以上を経て7割に到達するには、最低1年半程度はかかる。（3カ月の流行の急激な波、緩和期間を3カ月と想定した場合）

●安全性と効果の明らかなワクチンの開発は難しく、広く用いられるには1年半は必要である。

以上をまとめると日本で新型コロナの流行が終息したといえるのは、次ページの図に示したように、2021年末か、それ以降という可能性が高いのです。

〝メンタルな話題を取り扱うにしては最初から厳しい！〟と思われるかもしれません。けれども、安易な気安めではなく、こうした予測を前提にストレスやメンタルな面を重視する対応を考えていくようにしましょう。

■ 国内の感染者数の増加の波

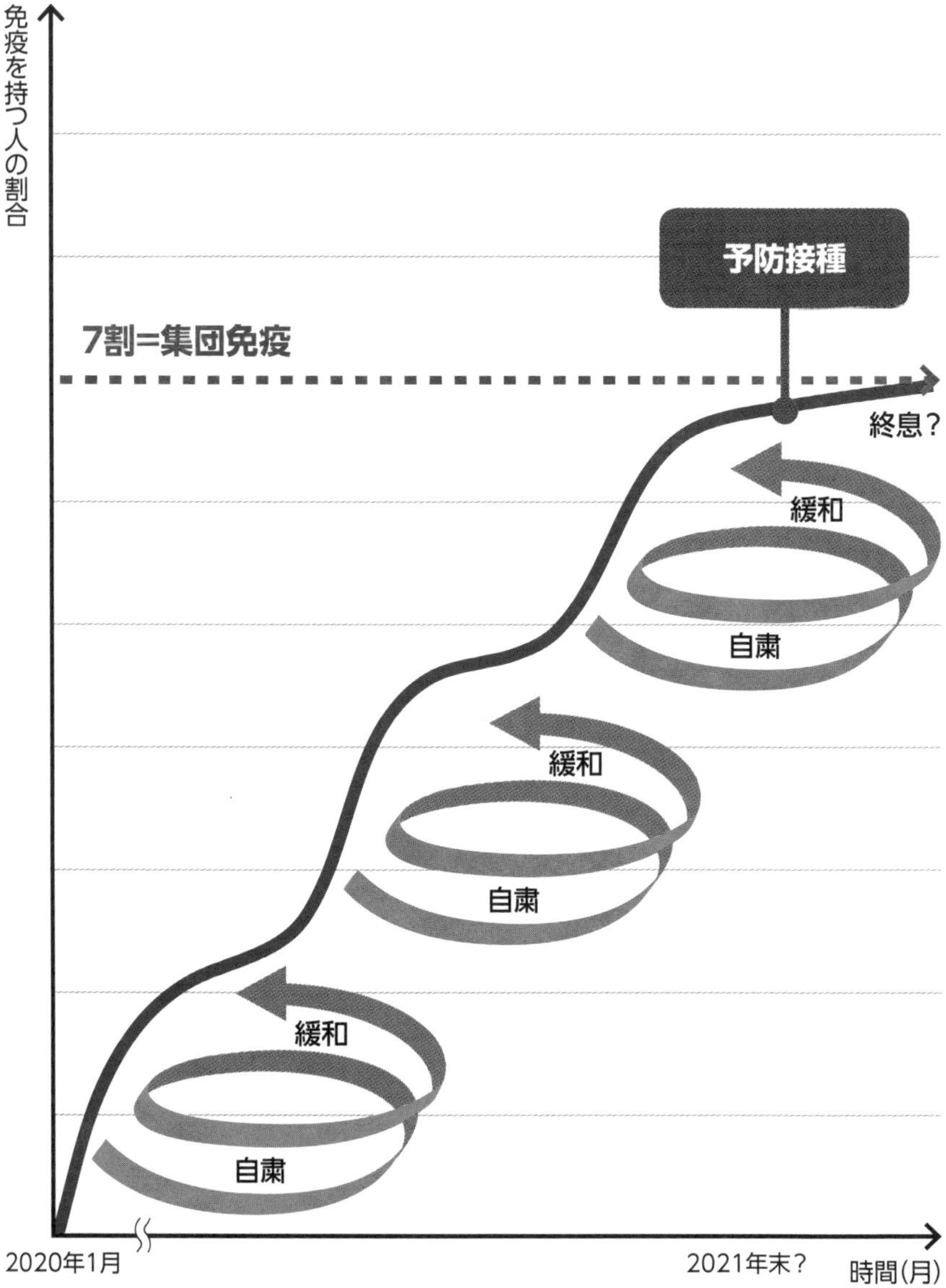

新型コロナはどれほど恐ろしいのか？

次に考えたいのは、新型コロナに感染したり、発病したりすることを闇雲に恐れるのではなくて、個人としての確率がどれくらいか、という客観的な見方＝確率です。今までのところ、分かっている情報からは、新型コロナの終息までの期間を考えると、次のようなことがいえます。

●集団免疫で考えると、感染する確率は7割で最終的に日本人の3割は感染しない。（日本人口の1億2560万人に当てはめると、8792万人対3768万人）

●感染した後に発病する確率は12・5％（仮にアメリカ・ニューヨーク州における5月初めの患者数の30万人、人口1945万人に対して抗体保有率12・3％（＝239万人）を当てはめた場合

※感染しても症状が出ない（無症候性キャリアの）確率は87・5％。

●発病した場合、軽症に留まる人は8割、重症化するのが2割、重症から重篤（＝危篤）になるのがそのうちの3割（＝6％）、うち半分が死亡する（＝3％）

●感染する可能性が日本人全体で均等であると仮定すると、一人ひとりの人が発病し、重い経過をたどる確率は、重症では1・75％、重篤は0・525％、死亡は0・263％。

■個人として重症・感染・発病する確率

日本全体に、アメリカ・ニューヨーク州のデータをあてはめた場合

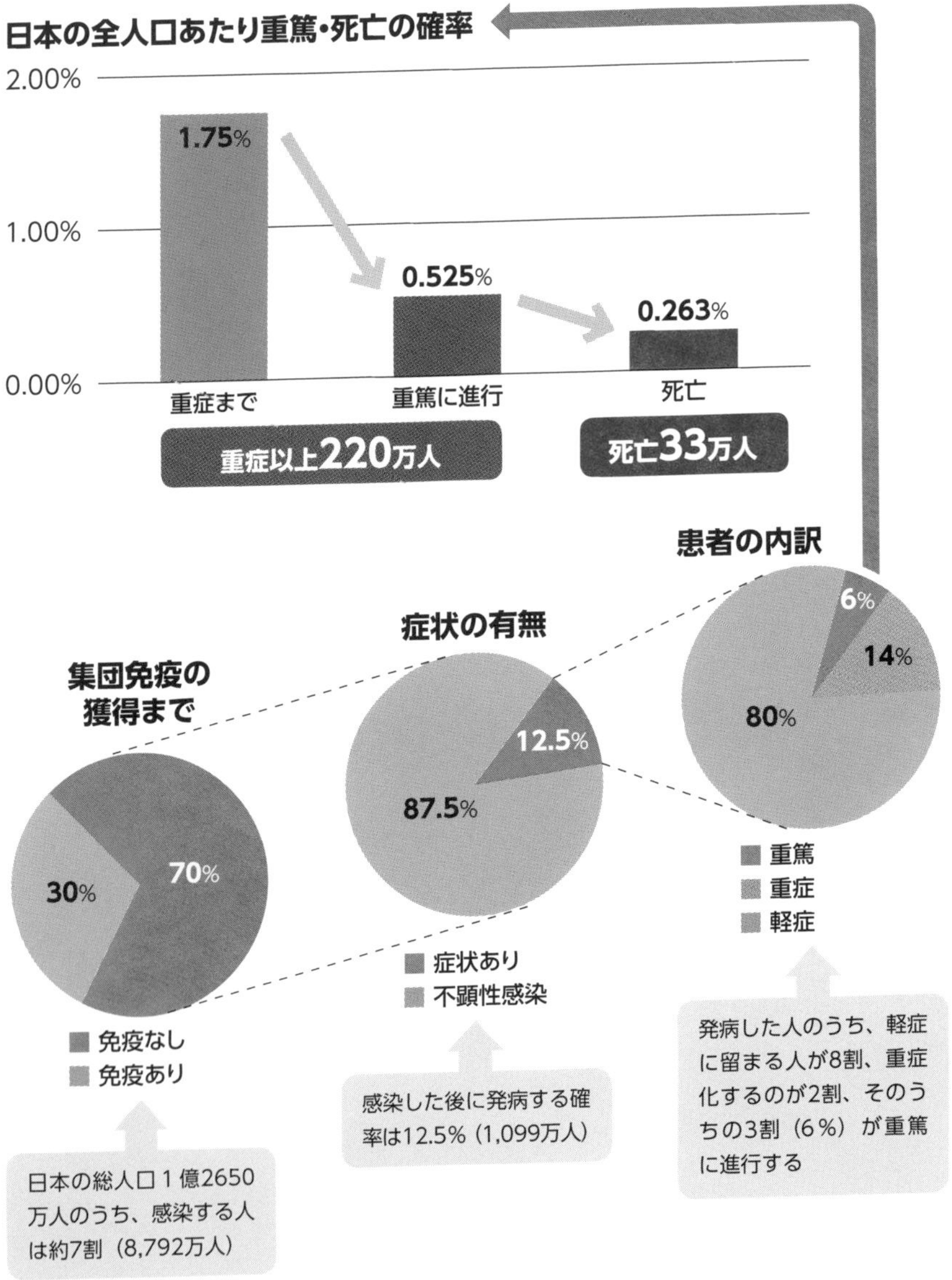

一人ひとりの立場で見ると、危篤になるのが200人に一人、亡くなるのは400人に一人の確率となります。さらに年齢ごとに考えると、10代、20代の人はこれより一桁少ない数値となります。

そうすると、外出自粛に従うとか、三密を避けるとか、手洗いを徹底する等の、適切な対処をしていれば、ほとんどの人にとっては〝新型コロナを極端に怖がる必要がない〟と分かります。

もちろん、高齢者の方々や重症化のリスクが高い人にとっては死活問題です。著名な方があっという間の経過で亡くなってしまったという報道でショックを受けた方もおられるでしょう。厚生労働省クラスター対策班が示したシナリオのように、新型コロナへの対策を全く行わず85万人が重篤、42万人が死亡する事態となっては、医療崩壊だけでなく、社会不安が広がってしまいます。

それを防ぐために、緊急事態宣言に伴う外出自粛や休業要請に従って、国民、市民皆で頑張ってきたのです。感染しても症状が出ない人からの不顕性感染が避けられず、市中感染の懸念が拭えないことから、大切な人にうつさないために、帰省や旅行を我慢してきました。宣言の解除で〝気が緩み〟感染が広がってしまうと、恐れられてきた事態が現実のものとなってしまいます。

けれども、客観的な数字を見てみると、自分がもしも感染したら……と物凄く心配しているのであれば、〝怖がりすぎる必要はない〟という冷静で客観的な捉え方ができます。

ちなみに、新型コロナのリスクの一つとされるタバコによって、ご自分が吸う能動喫煙だけでなく、他の人の煙を吸い込む受動喫煙も合わせると、毎年12万人以上も亡くなっているという推定もあります。けれども、そのことを特に大きな問題と意識している人は、専門家以外はそれほど多くないと思います。なぜなら日本人の喫煙での死亡の確率は千人にひとりのレベルに過ぎないことから、大きなリスクとは感じにくいからです。

問題を段階的に整理して対処を考えましょう！

2015年12月から、従業員が50人以上の会社や職場で働く人は職場のストレスとメンタルヘルスのコンディションを把握するストレスチェックを、いわゆるメタボチェックを中心とする一般定期健康診断と同じように毎年1回は受けることになりました。

ほとんどの職場では日本の専門家が開発し、厚生労働省が推奨している57項目の質問を四択で回答する「職業性ストレス簡易調査票」をストレスチェックで活用しています。その基となったのは30年以上前にアメリカの専門家が明らかにした次のような「職業性ストレスモデル」と呼ばれる理論です。

- 職場のストレスで働く人は心身の状態と行動に反応を起こす
- その反応には個人差があり、プライベートなストレスも影響する
- 助けてくれる人がいればストレスによる反応は和らぐ
- 反応が長期にひどくなるとメンタルな不調になってしまう

本書ではこの理論モデルをアレンジして、新型コロナによる影響と個人の対策を次の図のように考え、解説することにします。

本書の構成

第1章　新型コロナで直面する困りごと

具体的なストレス要因	対処法の解説

↓

第2章　新型コロナのストレスを和らげる

日常でできるストレス対処	生活習慣の改善と継続

↓

第3章　1.助けてくれる人を確保する

ストレスを和らげる資源	家族・友人による支援

↓

第3章　2.心身の不調への対応

つらい不調を癒す	専門家への相談

↓

第4章　ダメージから立ち直るレジリエンス

立ち直る準備のために	適切な考え方と資源の活用

まず、第1章では、新型コロナで直面しがちな困りごとへの具体的な対処を説明します。ストレスに感じられる出来事によって、不安を覚えたり、落ち込んだりして悩む人が増え、「コロナうつ」という言葉が独り歩きしています。けれども、困りごとが解消されたり、その見込みを立てたりできれば、ストレスからは解放されます。その中にはいわば〝生活の知恵〟にあたる内容も含んでいます。

第2章では心と身体、そして行動への反応について基本的な事柄を解説した上で、その反応を和らげるノウハウを紹介します。その適切な捉え方と共に、心身のコンディションや行動にまで影響する生活習慣とその改善のポイントやノウハウを説明します。

次の第3章では、ストレスを和らげたり、メンタルな不調を癒したりするのに役立つ、近しい人等との相談の仕方、専門家への相談の目安や窓口、具体的な注意点を解説します。不調にまつわる誤解を解消し、誤った捉え方を適切で効果的なものに変えていくことも考えます。

新型コロナの終息を願う人の多くは特効薬や効果の高いワクチンが開発されることを期待されることでしょう。私もそれを心から望んでいます。けれども本書で取り上げるメンタルなコンディションを良好に保つ特効薬はありません。そうではなくて、これらの対処を柔軟に、そしてコツコツと積み重ねていくことが大切です。

折れない心を育み、保つコツ

最後の第4章では「レジリエンス」という考え方を紹介したいと思います。新型コロナのような感染症の流行に留まらず、気候変動による大型台風や風水害、あるいは地震や津波といった自然災害によって、生活の基盤と心身にダメージを受ける人が増えています。

これらの危機によるダメージから立ち直ろうとするしなやかな回復力を「レジリエンス」とメンタルヘルスの専門家は呼びます。このレジリエンスを強化するためには、たとえ巣ごもり生活の中でもできることがいくつもあります。第1章から第3章までの内容とオーバーラップしますが、その工夫や実践には次のようなポイントがあります。

- **自分自身の心持ちを変えていくこと**
- **言葉や行動を改善していくこと**
- **身近な人との交流を考え直していくこと**
- **適切な情報を選び、専門家を含む資源を上手に活用すること**

そして、さらに大切なことはこれらをいかに日常的な習慣にしていくか、ということです。メンタルヘルスに特効薬がないのと同じように、〝一つのことを1回だけすればそれでOK〟ということにはなりません。

何か一つの取り組みを毎日の習慣にするには、

- 計画（P）→実行（D）→評価（C）→再計画（A）のサイクルを繰り返すことが大切です。

このサイクルを続けることで、特に意識しなくても続けられる習慣を身に付け、しなやかな回復力、つまり「折れない心」を育て、それを維持することができます。例えば日記をつけたり、毎朝計画を確認し、一日の終わりに振り返ったり、1週間毎に見直しを行う習慣化が大切です。

以上のことを心に留めて、以降のページを読み進めていただけたらと思います。

■ PDCAサイクルを繰り返す

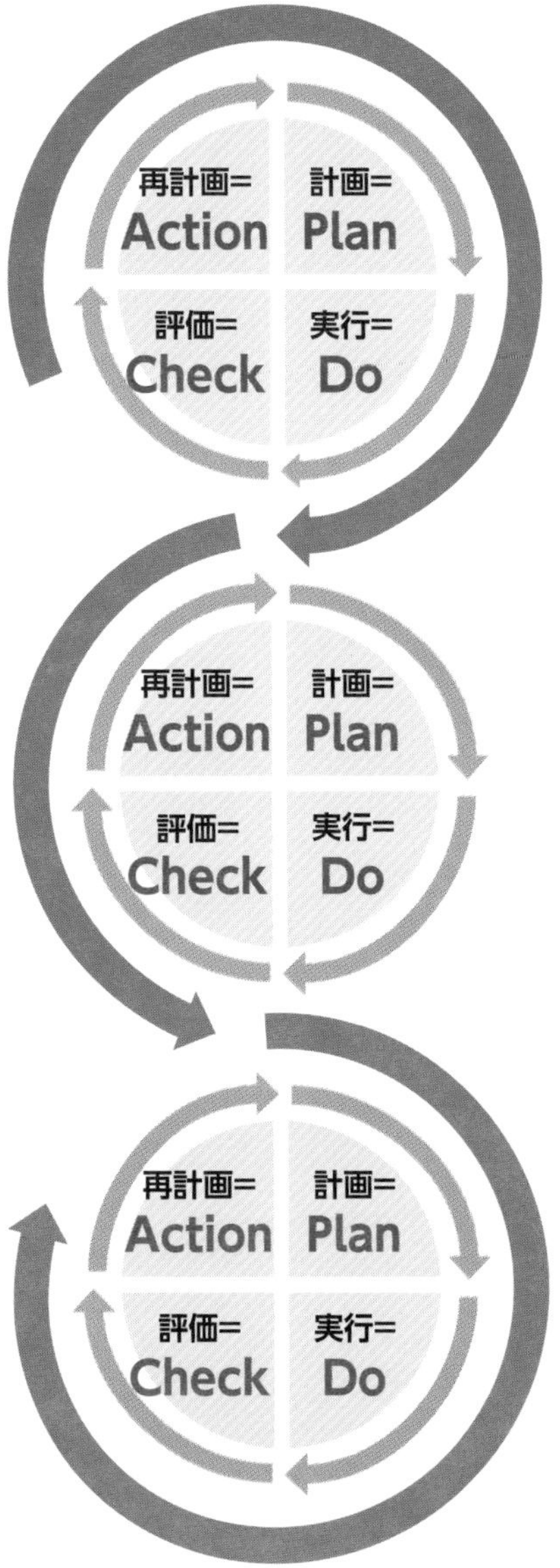

第1章

新型コロナで直面する困りごとへの対処法

新型コロナに対する外出自粛制限や休業要請に伴って、
在宅勤務等で自宅に閉じこもりがちな毎日となった人が
少なくありません。
政府によってこれが解除されて以降には、厚生労働省や
各自治体からは「新しい生活様式」を求められるようになりました。
そうした中でメンタルなコンディションを悪化させる
様々な困りごとに直面している人もいると思います。
この章ではそうした困りごとへの対処の考え方と
具体的な手順を解説します。

Q.01

仕事に行き詰まった夫が黙り込み、態度や言動が怖くてなりません。

【40歳・女性】

A.

態度や言動で相手をいじめることをモラルハラスメントといいます。真面目に**対話を試み、それが無理なら、一旦距離を置く**ようにしましょう。

夫

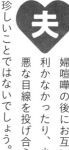

夫婦喧嘩の後にお互いに口を利かなかったり、少し意地悪な目線を投げ合うことは、珍しいことではないでしょう。

一方で、新型コロナによる困難な事態を共に乗り越えるべき時に、ご縁があったお相手から冷たくあしらわれたり、暴力的に扱われたりすることは耐えられないと感じることでしょう。

現代人は知識や知性に基づいて理性的に生きていると考えがちですが、本来は猿の仲間の動物に過ぎず、刺激に対して感情と身体と行動で反応するという本能的な仕組みを持っています。

例えばご主人は、

仕事で強いストレスを受ける

↓

ストレス反応が行動・態度に現れる

↓

奥さんへのモラハラをしてしまう

というサイクルに陥っているのかもしれません。

モラルハラスメントへの対応の流れ

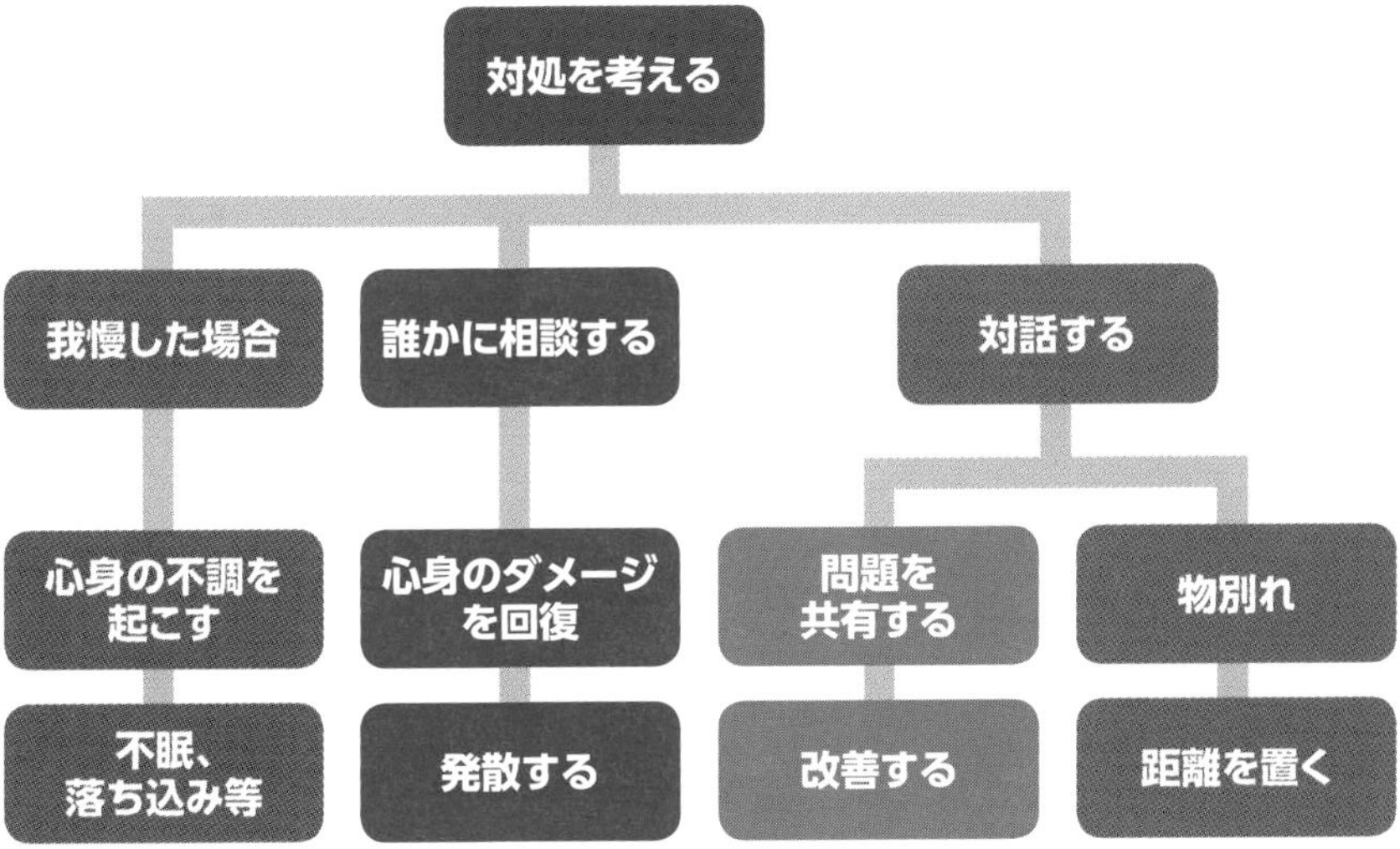

ここがポイント

ハラスメントを受けた人は心身の不調を起こすことがあります。症状があって必要と判断した場合は医師等の専門家に相談しましょう。

結婚式では「ゴールイン」と祝福されますが、お互いに他人であり、異なる環境や考え方で育てられてきた可能性が高いと思います。そのためご主人の方は大して悪いことをしているわけでない、と自覚もないかもしれません。

一方でひたすら耐えると、おそらく奥さんの方はストレスによる影響で心身の健康を害していくことになりかねません。まずは、身近な人（親御さんや兄弟、信頼できる友人）に打ち明けて、気持ちを落ち着けましょう。

その上でご主人と対話の機会を設けて、きちんとつらい気持ちや態度を変えてほしいこと、体調についても素直に伝えてみましょう。反対にご主人から苦しい状況を打ち明けられるかもしれません。協力して対応できないか、相談ができるとよいと思います。

対話が上手く進まず、心身の不調を感じているなら、実家等に一時的に滞在する選択肢も考えておきましょう。

Q.02

テレワークが始まった夫の酒量が半端なくて心配です。

【30歳・女性】

A.

アルコールによる依存症を起こす傾向があります。問題のレベルを確認し、**必要な場合には医療機関に相談**してみてください。

お酒は、世界共通で新しく知り合った時、何かに取り組んだ区切りやお祝いの場で気分を高揚させ、円滑なコミュニケーションに役立つと思います。けれども「酒に飲まれる」という言い回しの通りにアルコールが原因で健康を害し、仕事を失い、家庭やプライベートまで壊してしまう人も少なくありません。

お酒に含まれるアルコールには知性や感情を司る脳に依存性を引き起こす作用があります。その程度は次のレベルで推し量ることができます。

①飲み会等の機会のある時だけ飲む
②月ないし週に何日か飲む日がある
③毎日飲むが飲まないと決めた時でも問題なく過ごせる
④毎日飲む習慣に加え、飲まないと決めたはずでも理由を付けて飲む
⑤お酒が抜けると身体が震えたり、冷や汗をかいたりする

図にも示した④のレベルでは〝精神

アルコール依存症へ進む過程と依存のレベル

アルコール依存症へ進む過程

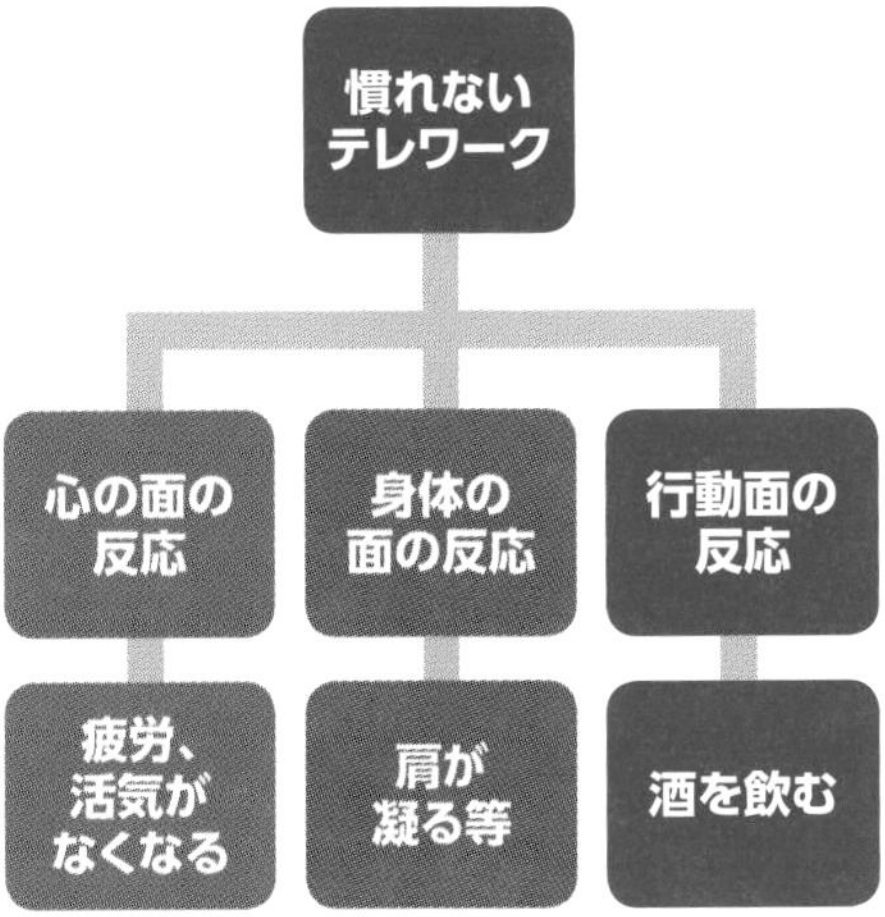

アルコール依存のレベル

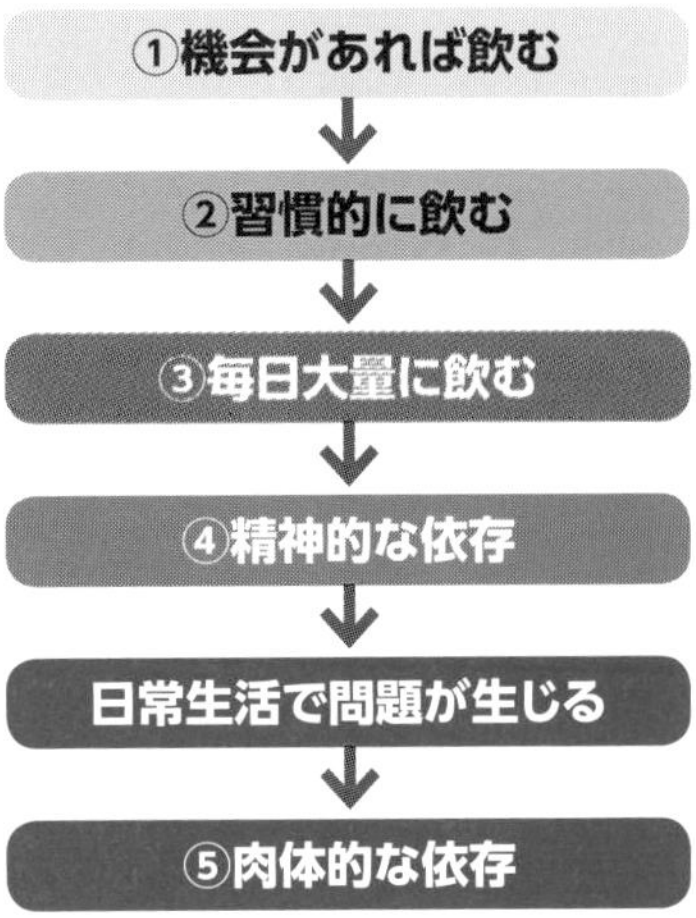

ここがポイント

お酒を控えるべき人に飲むことを許す妥協や慰めは“イネイブリング”と呼ばれ、絶対に避けるべきことです。

的な依存〟、⑤になると〝身体的依存〟となって、専門的な治療が必要です。

一日60グラム以上の純アルコール成分（ビール中ビン3本、日本酒3合、25%焼酎300㎖以上）を飲む人は「多量飲酒」と呼ばれます。対照的に1日20グラムまでは、「節度ある適度な飲酒」として区別されます。一方で、アルコールで様々な問題を起こす依存症の前段階をアルコール乱用とも呼びます。

本格的な依存症に進むとお酒のコントロールができず、お酒が切れると離脱症状（禁断症状）が現れ、問題があっても断つことができません。飲むことを何より優先するようになる〝飲みっぱなし〟に陥るケースもあり、これを「連続飲酒発作」と呼びます。

2003年の国内での調査によると、多量飲酒は860万人、アルコール依存症の疑いのある人は440万、アルコール依存症患者は80万人と推計されています。

Q.03

外出を控えていた高齢の親の物忘れがひどく、様子がおかしいです。

【52歳・男性】

A.

80歳以上では一定の割合で認知症が出てきます。そうした心配があれば念のため、**「物忘れ外来」**を標榜する医療機関で診てもらいましょう。

物忘れという言葉は日本語として単に〝物事を忘れる〟という意味で使われてきましたが、高齢化社会になり、認知症を患う人が増え、自身の記憶の不確かな状態を気にする高齢者も増えています。

問題の少ない物忘れと診断や治療を要する認知症には違いがあります。

- **物忘れ→思い出せなかった物事を後で思い出すことができる**
- **認知症→思い出せなった物事の記憶が無くなっている**

本格的な認知症となった場合には、自分がどこにいるのか、今日は何年何月何日か、といったことすら分からなくなってしまいます。医学的にはこれを「見当識障害」と呼びます。

もしも同居する親御さんや義理のお父さんやお母さんに心配な点があれば、頼るべき先は医療機関と市町村の窓口の2つです。

高齢で入院すると一時的に認知症の

認知症の症状と受診の流れ

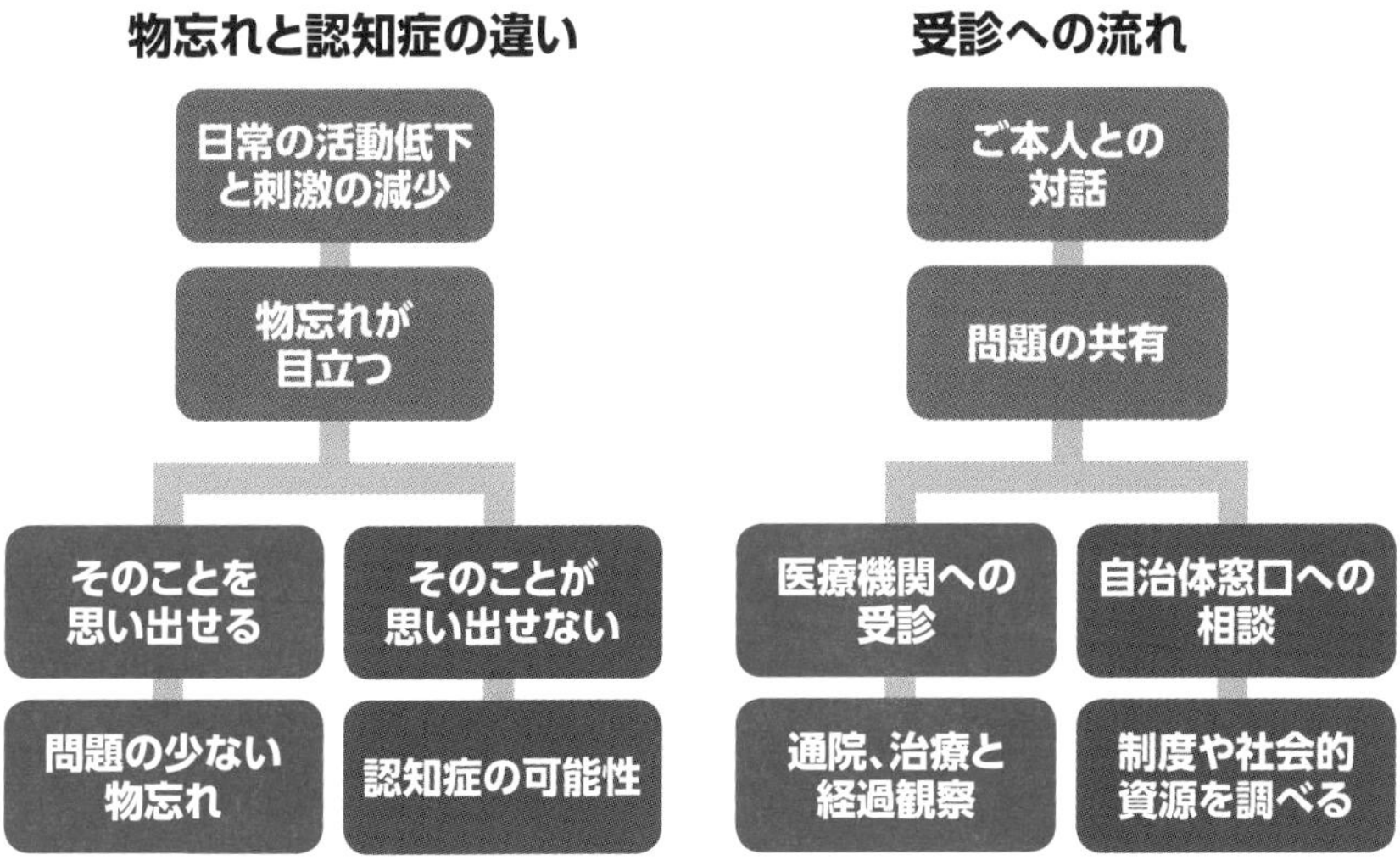

ここがポイント

認知症を予防するには生活習慣を整え、持病を管理するとともに、その方を孤独にせず、社会的な活動を保つことも大切です。

ような症状が出て、夜中に病院内を徘徊してしまう人もいます。自宅にこもりきりのために認知症を疑うような言動が出ることもあるでしょう。そうした心配があったら、まずは認知症を診立てることができる医師の診察を受けてもらうのがよいと思います。

　認知症の傾向があると診断された場合には、一人で全ての面倒を見ていこうと意気込むのはやめましょう。その後のお世話や介護は長期戦を覚悟する必要があります。介護の負担はしばしばメンタルな不調の原因となり得ます。

　家族や親せきから面倒を見るのは当たり前だというプレッシャーを受けることがあっても気にする必要はありません。具体的には市町村で地域包括支援センター等の名称で相談窓口が開設されています。どのような制度や資源が利用できるかをきちんと尋ねてみるとよいでしょう。

Q.04
在宅勤務中の夫が、子供たちがうるさく集中できないと怒ります。

【38歳・女性】

A.

子供さんたちと自宅で**一緒に過ごすスケジュールを立て、それを守るように家族で話し合い、**お部屋のレイアウトも一緒に工夫してもよいでしょう。

日常生活では意識されないかもしれませんが「怒る」ということ自体は、人間の動物としての刺激に対する反応です。例えば、見知らぬ人を見て、犬が吠えるのも同じようなものです。

ご主人も慣れないテレワークに加えて平日に自宅にいること、そして子供さんと四六時中に一緒にいる、という新しい環境に慣れることができずにストレスを感じているのでしょう。

一方で、日本で働く人は欧米でいうような本当のワークバランスを考えたり、味わったりできないかもしれないと思います。あまりにも深く長く、職場の上司や仕事に時間だけでなく、精神的にも拘束されているからです。

例えば日本と同じ先進国と言われるドイツでは残業する人は少ないです。キリスト教的な習慣かもしれませんが、日曜日は多くの店が閉まります。また、働く人の多くは夏休みを2週間から3

■一緒に過ごすための方法を話し合う

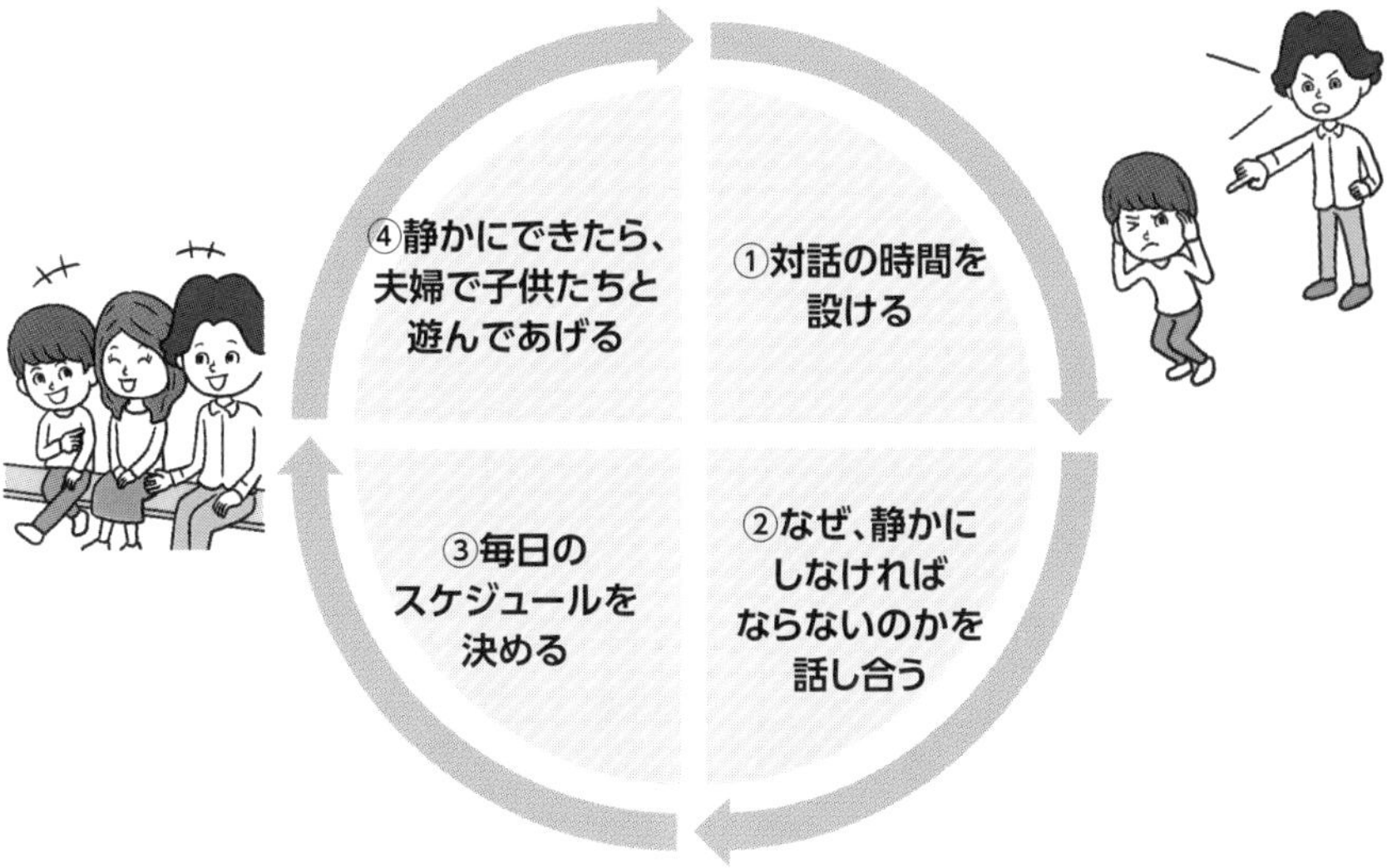
①対話の時間を設ける
②なぜ、静かにしなければならないのかを話し合う
③毎日のスケジュールを決める
④静かにできたら、夫婦で子供たちと遊んであげる

ここがポイント
お子さんを感情的に叱り続けると、思春期以降の親子の対話を阻害し、関係を悪化させることにもつながります。

週間、しっかりと取るのが普通です。

一方、学校がお休みのお子さんたちも新しい環境に戸惑っているのではないでしょうか。お子さんたちにとって、はっきりしない理由で感情的にお父さんから一方的に繰り返し怒られると、自信が持てず、誰かの顔色をうかがう、情緒不安定でメンタルの弱い大人に育ってしまう可能性があります。

そこでお休みの日にでも、ご主人と、できればお子さんも入れて、平日のスケジュールを話し合いましょう。ご主人の気持ちもきちんと聞いて、お子さんたちが静かにしなければならない理由を共有するとよいと思います。

そして、その後の平日の様子を見守り、どうであったかを定期的に家族で会話してみるとよいのです。お子さんたちが我慢できたのであれば、ご主人も一緒に遊んであげましょう。正しいことを厳しく伝えるよりもお子さんたちの成長と学習には効果があります。

Q.05 テレワークを始めて、子供が全く勉強しないことに気づきました。

【42歳・男性】

A.

〝なぜ勉強するのか、勉強したほうがよいのか〟をお子さんたちと話し合い、時間を決める等、**習慣にしていく支援を行う**とよいと思います。

仕事を通して知り合った人材ビジネスのプロである友人は「学歴が通用するのは20代までだよ！」と言います。多くの会社の顧問を務める知り合いたちは「大卒より高卒の社長の方が柔軟でバイタリティがある！」と言っています。

「良い高校、良い大学を出て良い会社に入ってほしい」というのは世の親の共通した望みであるかもしれません。そうした価値観を押し付けることで、受験や就活で希望が叶えられなかった場合に負け犬であるかのような気持ちで一生を過ごす可能性があります。

まず冷静に次のことをよく考え、その上でお子さんたちと対話する機会を持つのがよいと思います。

- **目的→なぜ、勉強する必要があるのか、勉強した方がよいのか？**
- **目標→何を目指して、どのように勉強するのか？**
- **手段→何をいつ勉強するのか？**

■ 目的・目標・手段を話し合う

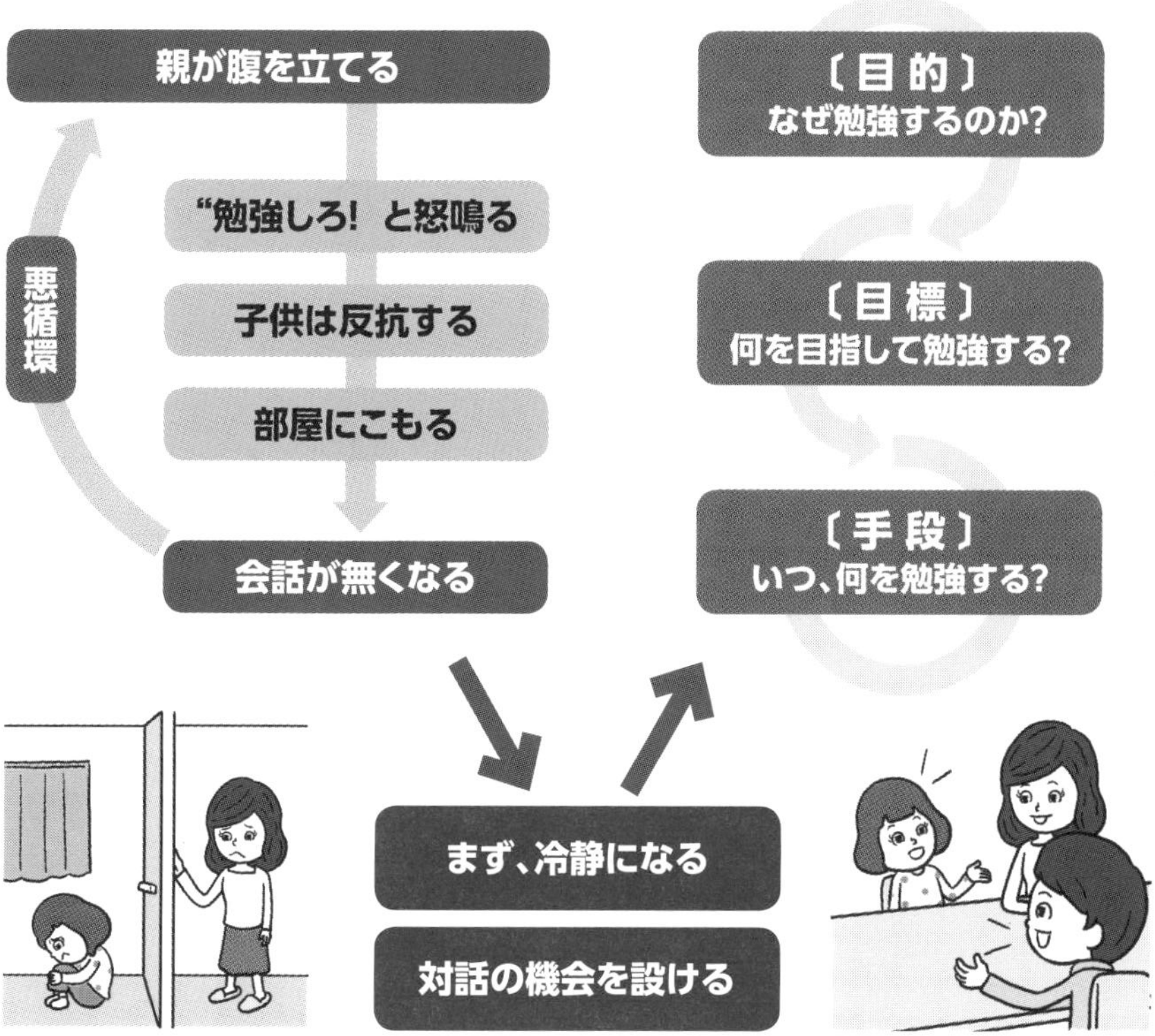

全ての親御さんの願いは「大人になった時に幸せに暮らしてほしい」ということでしょう。良い会社は雇用と収入の安定を、良い学校・大学はそのための準備を意味します。だからこそ、たくさんの就活ビジネスと予備校・塾が盛んになっているのです。

一方で親御さんの夢や希望を強くお子さんに求める家庭もあります。医学的には親の遺伝子を子供は材料として受け継ぎますが、内容は親子で随分異なることはあまり知られていません。

新型コロナ以外にも少子高齢化による社会の変容や自然災害の影響を乗り越えていくお子さんの世代に必要なのは知的好奇心と学ぶことへの情熱です。

例えば、日本では英語は高校や大学受験の科目としての勉強を求められます。けれども21世紀の世界では英語で主張し、情報収集できる力が必要です。そのために家庭で何ができるのかを話し合ってみてはいかがでしょうか。

勉強を習慣化する親の工夫

けれども、こうした話し合いを経ても、次の日からバリバリと勉強できるお子さんは稀であろうと思います。

朝から自室でダラダラとスマホをいじったり、漫画を読みふけったりするくらいが関の山かもしれません。

そうした時に「コラッ！　昨日約束したでしょう！　自分で決めたのだから守りなさいよ！」などと叱りつけても、感情的に傷つけるだけで、決してよい結果は生まれないでしょう。

そこで参考にできるのが人間の行動を心理的に分析して活用しようという次のような考え方です。

- **人間は何らかの目的のために行動し、何らかの結果を得る**
- **その後の行動は目的ではなく、結果の方に影響される**

例えば、お酒を飲むのが大好きな働く人でも、職場の定期健康診断の血液検査で肝機能検査、特にγ-GTPという項目が高いことを気にする場合が少なくありません。そうした人は定期健康診断の直前だけ禁酒して血液検査に臨むのです。しかし、数値を半分にするのさえ3週間はかかるので、無駄な努力を繰り返すことになります。

医学的にいえば、脂肪肝、肝炎を経て肝硬変、やがてがんとなるので、お酒を控えた方が良いに決まっていますが、なかなか止められないのが人情というものでしょう。つまり肝機能を正常化させる目的のために禁酒はできない、ということです。それよりも目の前にビールのジョッキがあれば飲むことによる結果＝「美味しい、心地よい」の方が我慢することよりも、飲んでしまう行動に強く影響する、というわけです。

これをお子さんの勉強に当てはめると、親子で話し合った理由のために勉強するのではなく、勉強した結果がどうだったか、が大切だということになります。その場合の結果とは必ずしもテストの成績ではありません。肝機能検査は来年の健康診断でしか評価できませんから、そんな先のことのために人間は努力できないのと同じです。

お子さんの勉強に影響する結果とは親御さんの些細な言葉や態度になります。例えば、勉強を始めたら「オッ、さすが有言実行だね！」と誉めてあげるとか、「終わったらコンビニでお菓子を買ってあげよう」と声をかけてご褒美をあげるのです。

お子さんにとって勉強する結果は親御さんの誉め言葉だったり、好きなお菓子となったりして、無意識のうちに勉強に向かうようになります。

そしてお子さんの定期テストや塾での試験の結果がよくなれば、それ自体もご褒美となって、勉強を続けることができるようになると思います。

■ 前向きな結果を与えて「やる気」を引き出す

目的や目標はあまり勉強に結びつかない

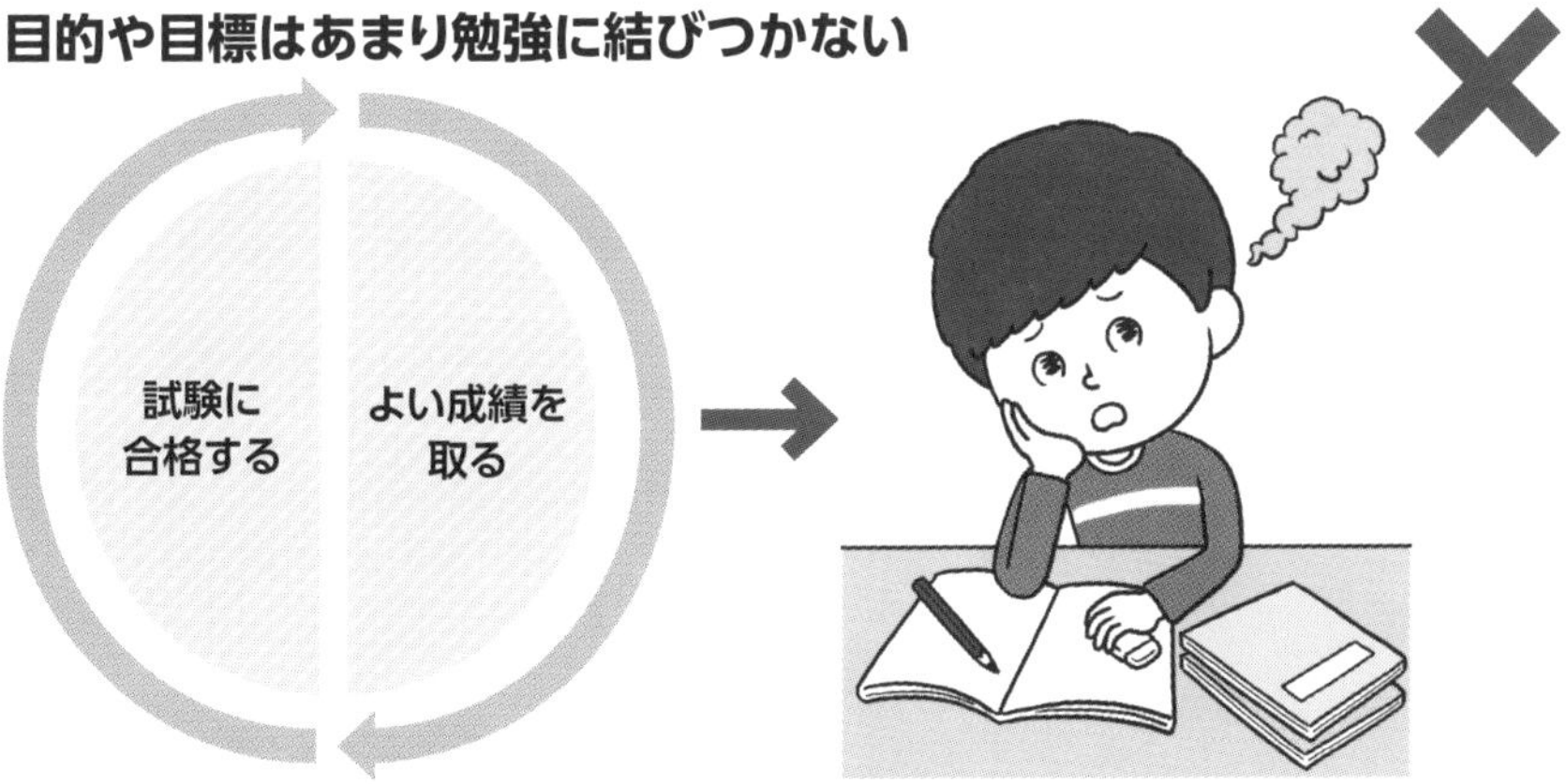

親のフィードバックが次の勉強へとつなぐ

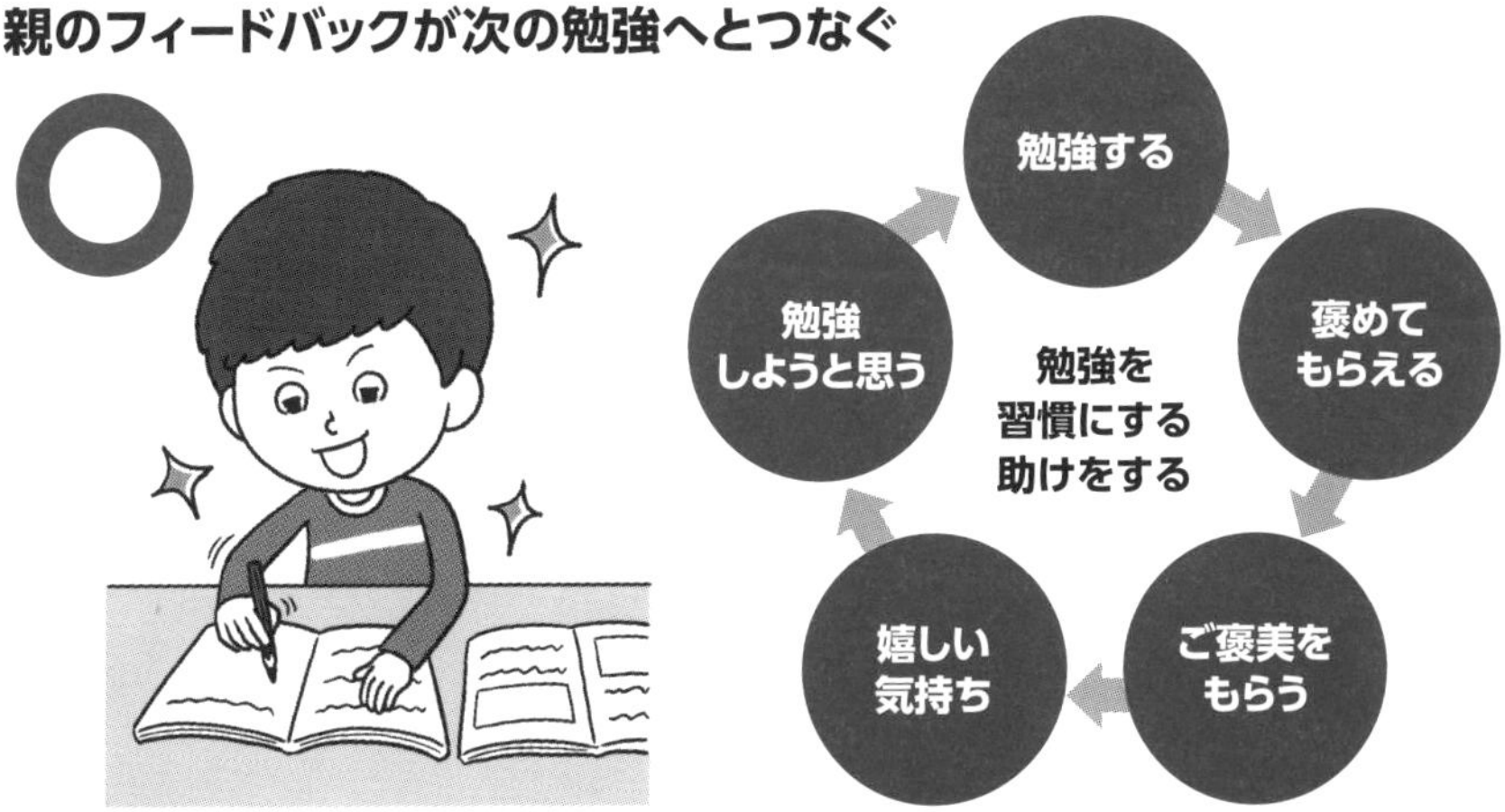

ここがポイント

大人になっても続けるられるように、学習する習慣を身に付けさせてあげることを念頭に、勉強できたら前向きなフィードバックを与えてあげましょう。

Q.06 自社の業績がひどく悪いため、早期退職を迫られることが不安です。

【37歳・男性】

A.

失業やそれに伴う孤独は心身の健康を害するリスクです。そして、その可能性を心配することは大きな不安やストレスとなり得ます。

「健康の定義」をご存じでしょうか？

〝そんなこと、言われなくても分かる〟という人も少なくないと思います。しかし、これを突き詰めると、案外難しいことに気づかれるかもしれません。

- **重大な病気がないこと**
- **身体的な元気があること**
- **精神的にも元気であること**
- **社会的にも健康であること**

これは国際機関として新型コロナ対策でもリーダーシップが期待されるWHO（世界保健機関）による定義です。病気がないだけでなく、自覚的にも状態がよいことが大切で、これを英語で「ウエルビーイング」と称します。

この中で社会的な健康とは何かというと、「自分の居場所があり、安全で健康的な環境が確保されているかどうか」を意味します。

具体的な事柄として健全な家庭があ

■ 社会的健康を保つためには?

健康の定義

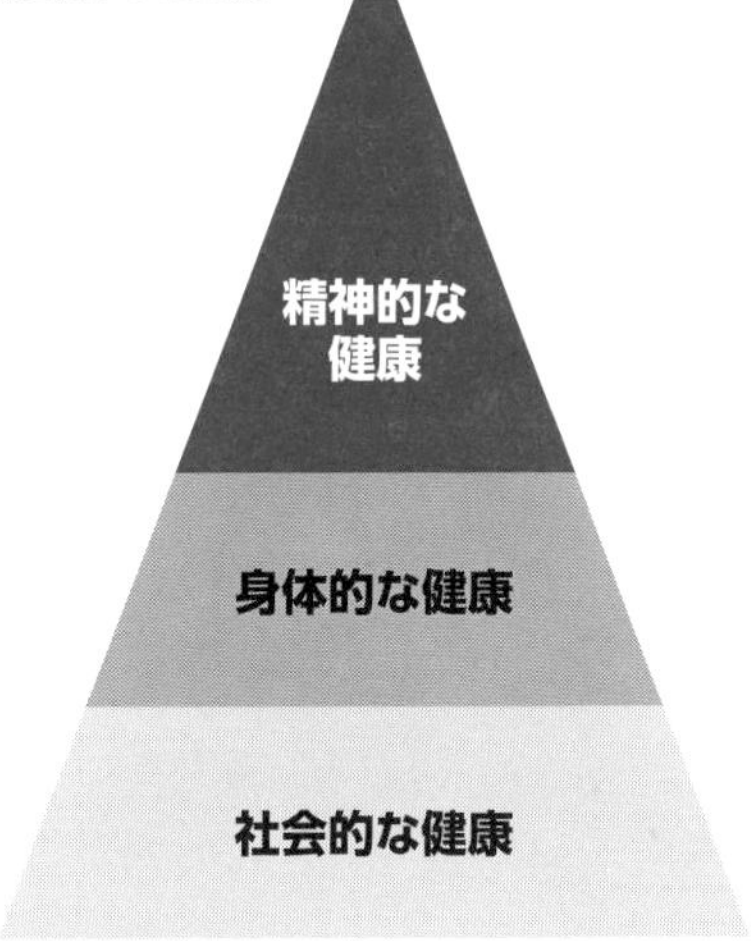

孤独を回避する

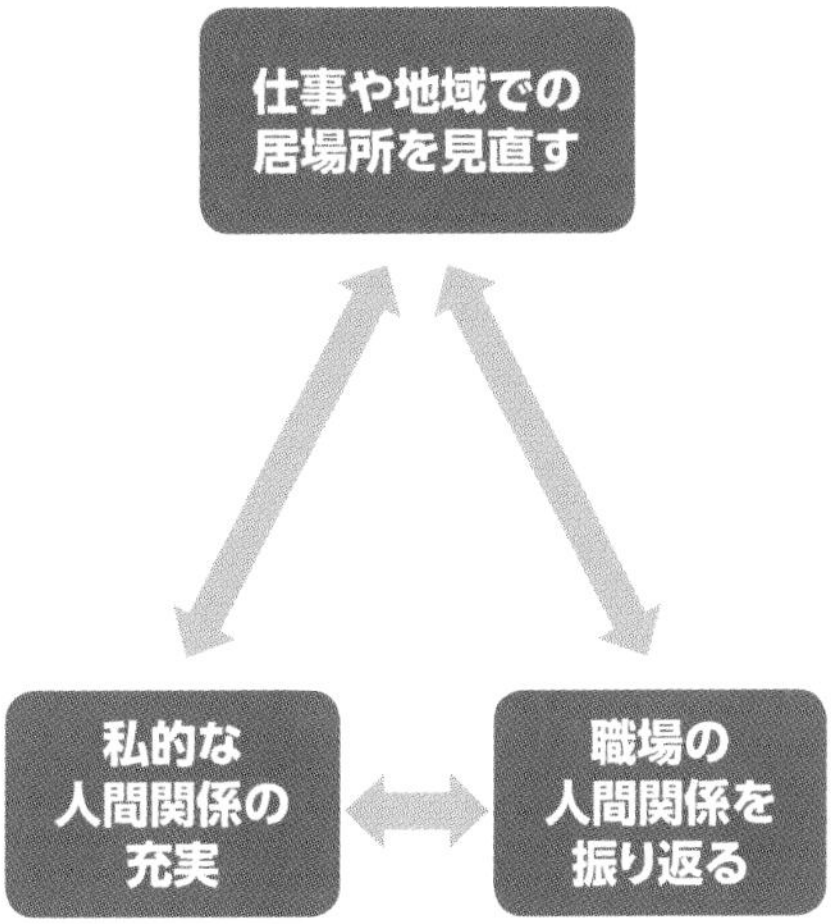

ここがポイント

今後、少子高齢化で70〜75歳まで働くのが標準となることも念頭に、現在の仕事と将来を見つめ直してみてください。

ること、プライベートが充実していること、職場で仕事があることや地域の自治活動などで自他共に認められていることなどが当てはまります。

一方で社会的な健康が最も脅かされた状態は「孤独」です。元々猿の仲間である人間は集団で暮らすことで生命を保ち、繁栄してきました。

孤独は心身の健康に影響し、病気を生じたり、寿命を短くしたりすることが分かっています。また、社会経済的な状態と健康状態が相関し、例えば失業によって自殺が増える可能性も医学的に指摘されています。

これまで一つの会社でしか勤めてこなかったとしても、これを機会に経済的な面を一度整理してから、ご自身に具体的に何ができるかを考えてみてはどうでしょうか。また職場以外の人間関係を振り返り、ご自身を支えてくれる家族や友達、趣味の仲間を大切にするようにしましょう。

Q.07 同居中の妻側の舅《しゅうと》が他県までパチンコに出かけていて困ります。

【49歳・男性】

A.

精神科の専門分野ではパチンコや競馬、競輪等による問題を**ギャンブル障害**と位置付けています。奥さんを交えて問題の有無を確認しましょう。

新型コロナウイルス感染症対策本部による緊急事態宣言で、休業要請が出されている中でも営業を続けるパチンコ店や都道府県をまたいでやってくるお客さんたちへの批判的な報道がありました。

一方でテレビ等では、パチンコというギャンブルに対する一種の依存症としての問題（専門的にはギャンブル障害といいますが）という取り上げ方はほとんどありませんでした。

一般にはあまり知られていませんが、パチンコで借金を重ね、そのことで仕事も家庭も失い、果てはパチンコの店内で自殺する人さえいます。

他の項で取り上げるアルコール依存やゲーム障害と問題の本質や影響の大きさに違いはないのです。

日本ではギャンブル障害（依存）の人は70万人もいるとする調査もあります。特に男性ではパチンコに対するケースが多いことが知られています。

■ 専門的な診断や治療に結び付ける流れ

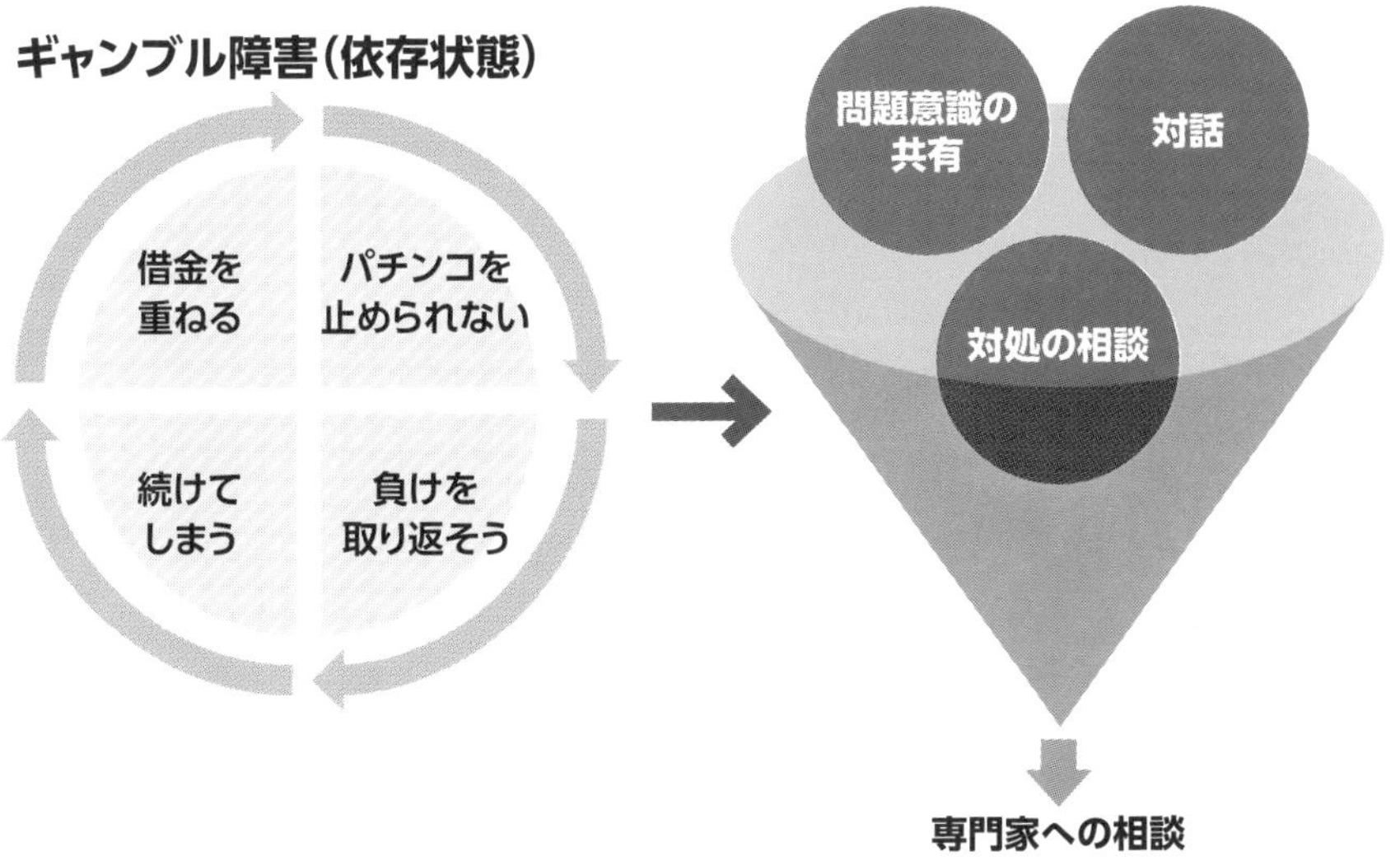

ここがポイント

専門家への相談以外に他の趣味を一緒にする等、パチンコ以外のことに関心を向けてもらうことも有効です。

パチンコに対する依存に陥ると、それをコントロールできない、という次のような傾向が特徴的です。

- **止めたいと思っても止められない**
- **負けを取り返そうと繰り返す**
- **止めよう、減らそうとしても続ける**
- **借金を重ねてまでもしてしまう**

ギャンブル障害の中にはうつ病の類や、古い言い方ではノイローゼにあたる不調を合わせ持つ人がいます。

従って、もしもお義父さんにパチンコに対するギャンブル障害の傾向があり、万が一多額の借金を密かに抱えていること等が明らかになったら、奥さんと話し合った上できちんと専門的な診断や治療に結び付けてあげるのがよいかもしれません。

もしも深刻な点がなければ、高齢であることは新型コロナの重症化のリスクがあり心配していることを伝え、自粛要請の際には家に留まってもらうよう穏やかに伝えてみましょう。

Q.08 休校中の息子がスマホで一日中ゲームをし続けていて心配です。

【45歳・女性】

A.

いわゆる**ゲーム障害の可能性**があるかもしれません。家庭での生活や学業や学校生活に支障が目立つのであれば、専門家に相談してみましょう。

世にいう「ゲーム依存」や「ネット依存」と呼ばれる状態の可能性を考えた方がよいかもしれません。これを専門的にはゲーム障害と言います。

ネットを介したテレビゲームに没頭してしまう中高生が増えていて、一説には50万人を超えているといわれています。オンラインゲームでは度を過ぎた課金の請求から親御さんが問題の深刻さに気が付くケースもあります。ネット依存と呼ばれる状態の成人は日本で270万人という推定もあります。

アルコールや大麻、覚せい剤、麻薬等には人間の脳に快感を引き起こす作用があり、一度そのサイクル・ルートが脳内にできてしまうとそれを治療で消すことはできません。タバコが健康に悪いと知りながら、なかなか止められないのもそこに含まれるニコチンに対する物質依存があるからなのです。

WHOはゲーム障害の特徴と診断の

ゲーム障害の特徴と診断の目安

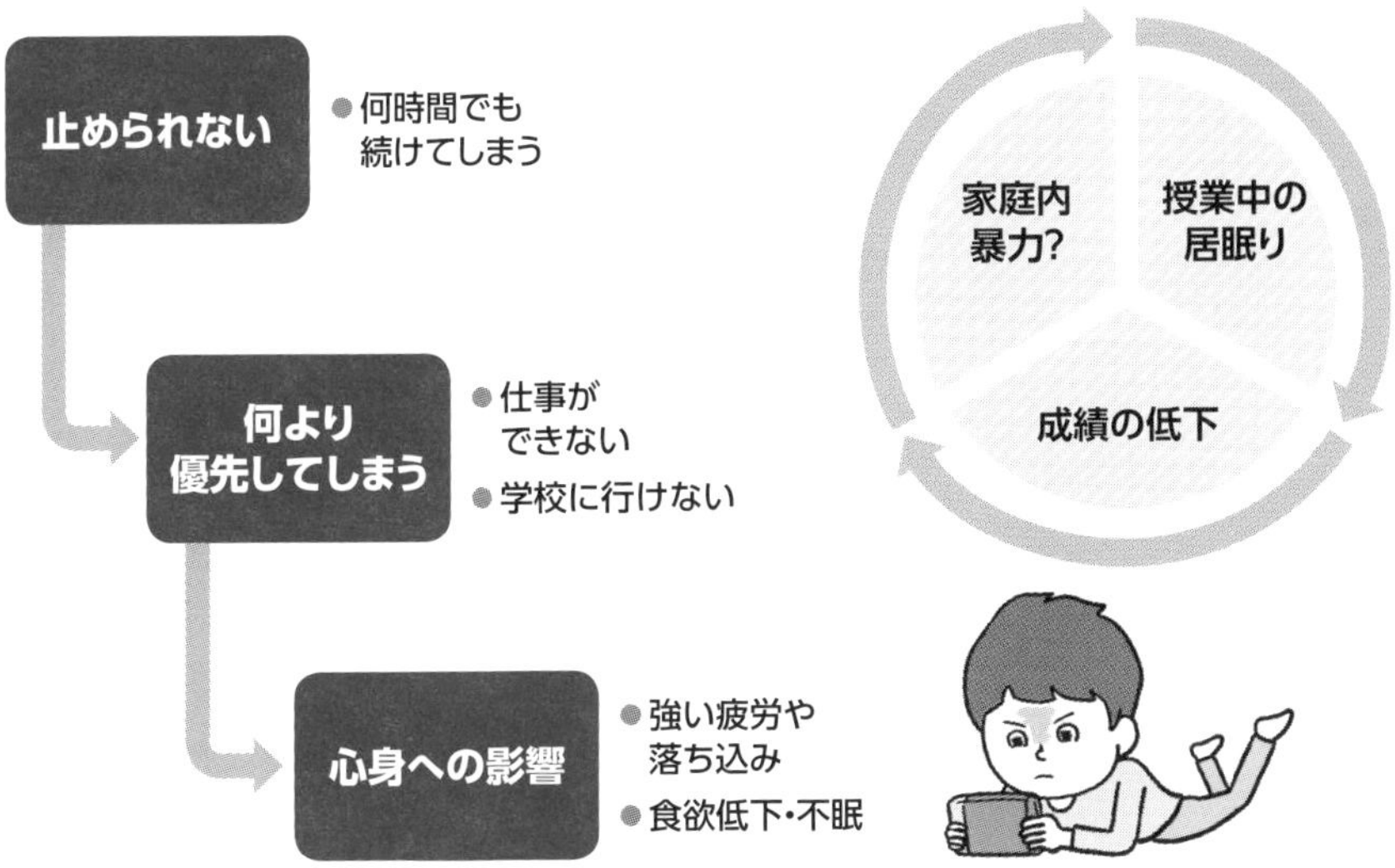

ここがポイント

ゲーム障害の目安は上記の特徴が1年を越えて続く場合とされていますが、重症の場合にはそれよりも短い期間でも該当します。

目安を示しています。

- **時間等をコントロールできない**
- **あらゆる用事より優先してしまう**
- **悪影響があっても止められない**

ネット依存（嗜癖《しへき》）やゲーム障害により昼夜逆転やそれに伴う不眠、栄養状態の悪化や極端な体力低下、授業中の居眠りや成績の低下から家庭内暴力にまで発展してしまう場合があります。

ＩＴ技術の進歩と共にこうした依存・嗜癖の背景には大きなビジネスの動きがあります。チャットやブログ、ソーシャルメディアを手放せない状態もネット嗜癖やゲーム障害のように生活上の問題を生じることもあります。

ご本人の生活面と学業での問題を事前にまとめ、落ちついたタイミングを計って、息子さんと対話してみてください。ご本人も問題意識があるのなら、保健室の先生やスクールカウンセラーに相談してみるとよいと思います。

Q.09

同じマンションの高齢男性が新型コロナで入院中と聞き怖いです。

【34歳・女性】

A.

距離を保つことや手洗い等の**基本的対処を怠らなければ感染の心配はありません。**冷静に行動しましょう。

理性的な個人が集まっても、集団での心理状態では例えば、暴動のような本能的で感情的なものに傾く傾向があります。

新型コロナの患者さんに対してだけでなく、専門的な治療を行う医師や看護師、その他の医療関係者、その家族まで、いじめや嫌がらせが起きる事態となっています。

自分たちも感染のリスクを負い、家族に感染させる心配を抱えながら働く人に、集団や群衆の心理は冷酷です。

まず身近に暮らす人が感染したからといって、それを遠ざけるような、あるいは排除するような言動は、そうした集団心理に惑わされているということを思い返した方がよいと思います。

冒頭に説明したように新型コロナの終息は国民の7割に免疫ができた時であり、それまでに自分たちが感染しない保証はありません。軽症を含めて症状を伴う新型コロナの患者さんは、そ

コロナ禍における群集心理の恐ろしさ

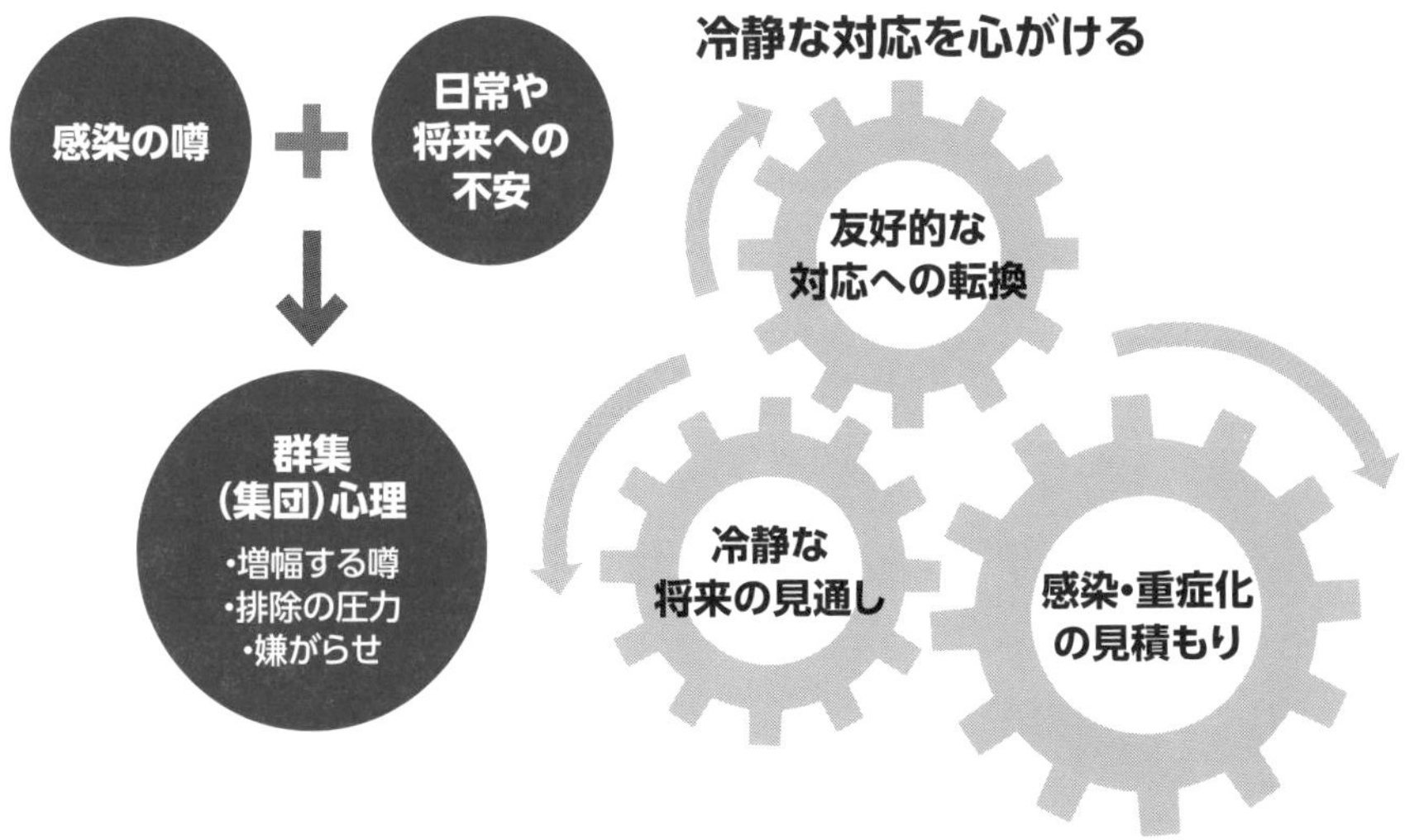

ここがポイント

新型コロナウイルスのような目に見えない恐怖は、愚かで残酷な集団心理の引き金になりやすいことを意識しましょう。

の段階までに1000万人以上となる可能性があります。最終的には、自身だけでなく、家族が感染した人は珍しい存在ではなくなります。不顕性感染が新型コロナではかなりの数に上り、感染経路が特定できない市中感染を起こすのですから、感染した人を責めることはナンセンスとなりましょう。

心の健康の面からいうと、感情を傷つけられたことを人は決して忘れないものです。くれぐれもそうした噂に同調したり、それを広げたり、間違っても誹謗中傷したりしないように穏やかに過ごして下さい。

流行の終息後、たとえ景気や社会情勢がよくなかったとしても、冷静な心持ちに戻った時に、同じマンションに暮らす人とは友好的な関係を保つことができてよかったと思うでしょう。

その男性のご家族と接する機会があったら、ぜひ声をかけていただき、回復をお祈りするとお伝えください。

Q.10 夫と二人で在宅勤務となり、夫婦の会話のない毎日がつらいです。

【52歳・女性】

A.

会話がない状態をこれまでの積み重ねの結果として捉え直してから、**改めて対話して相互理解を深めましょう。**

日本では「私語を慎む」という教育現場や職場のルールが徹底されることで、〝静かな状態をよし〟とする考え方が暗黙の了解となっていると思います。

同じようにプライベートでもそうした会話の無さが昭和の頃から象徴的に語られてきました。「風呂、飯、寝る」としか言わない夫の様子を笑いの種にすることもありました。

けれども、人生100年時代といわれる今、長い夫婦生活を送る中で会話の無い毎日は耐えがたく、相手の気持ちを疑い、呆れて、諦めるほど深刻になることもあるかもしれません。

ところが、そうした夫も会社では上司や部下との会話には問題がない、ということがあります。実はあまり一般には知られていないのですが、そうしたプライベートな会話や人間関係が上手くできない中高年男性の中には、いわゆる発達障害の傾向を持つ人がいる、

■夫婦間での対話がない構造とアプローチ

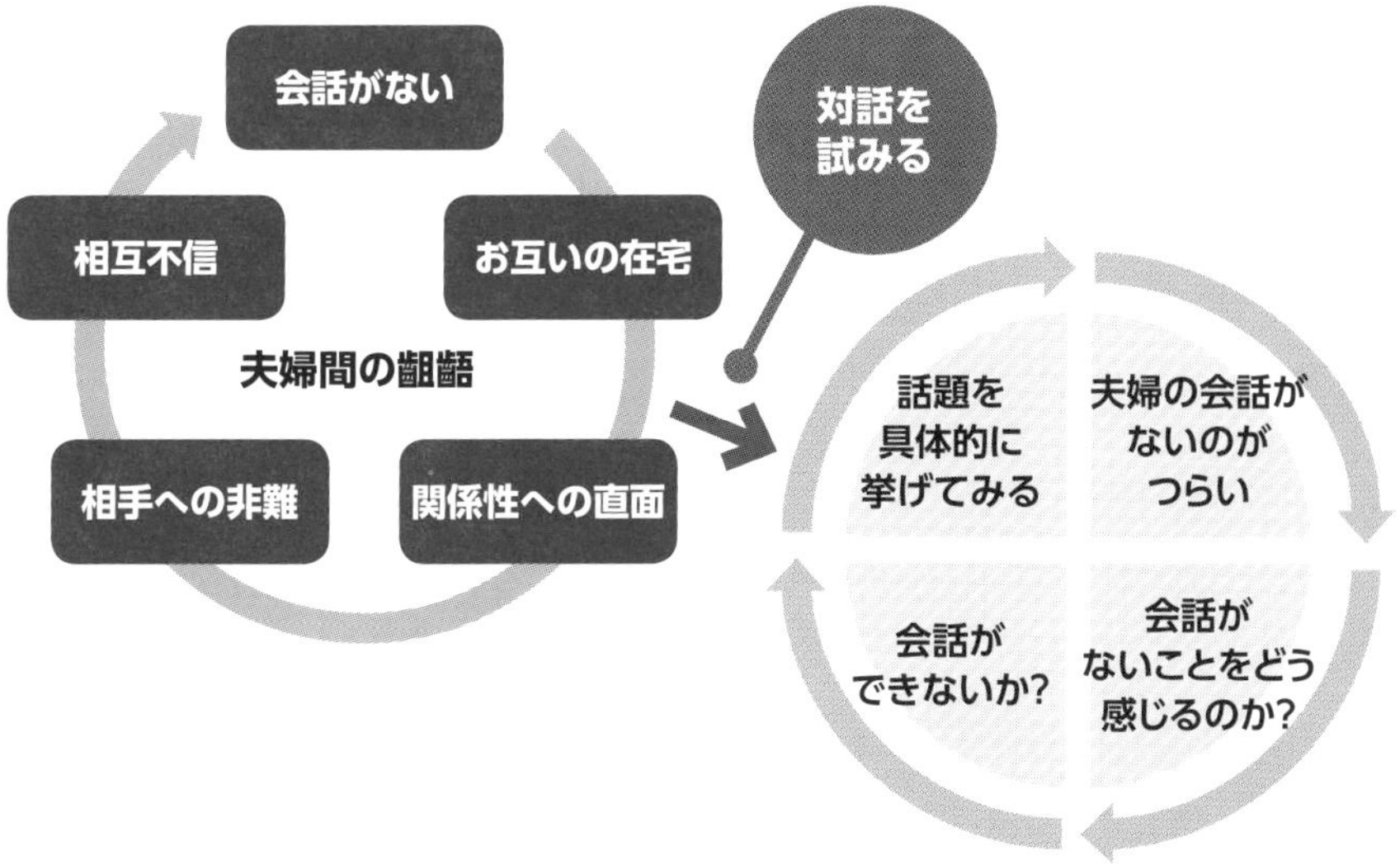

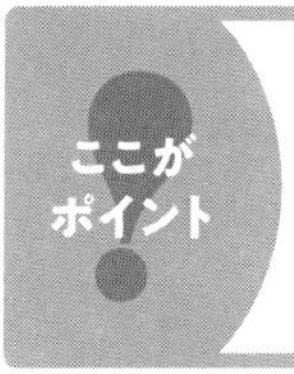

会話の無い夫婦関係の改善には雑談が大切です。
疎いご主人には具体的な話題を振ってみましょう。

と指摘する精神科医がいます。

勤続30年ともなれば、職場の会話のパターンが一定で、肩書があればコミュニケーションで特段の工夫は要らないかもしれません。ところがそうした人でもいずれリタイアした後に家庭や地域の活動では途端に会話ができない状態が露呈することがあります。

時間がありそうですから、次の事柄について、ご主人とお話ししてみるとよいと思います。

- **自身は夫婦の会話がないのがつらい**
- **会話がないことをどう感じるのか**
- **共に暮らす中で会話ができないか**
- **その話題を具体的に挙げてみる**

この場合の会話は雑談と読み替えることができます。雑談は人間が言語を発達させた原動力とする生物学者もいます。太古の時代から自分の話と誰かの噂をすることで信頼関係を深めてきた、という考え方もあります。何気ない雑談から心がけてみましょう。

Q.11

新型コロナで親友が失業し、絶望して死にたいと言われました。

【29歳・男性】

A.

死にたいという言動や具体的計画を匂わせるのは自殺のハイリスクと考え、できるだけ**専門家の相談につなぎましょう。**

日本の働く人では、近年は概ね1万人あたり1年間で一人が自殺する確率です。また最大でその10倍の自殺未遂が起きていると考えられています。

日本の自殺者は先進国の中で多いとされ、行政、専門家、企業等のメンタルヘルス対策の重要な課題です。

一方で新型コロナの流行は日本経済に深刻な影響を及ぼし、日本政府や各自治体の支援策でも十分ではない可能性があります。失業や失職によって大きなダメージを負う人が多数にのぼることが懸念されています。

いわゆるバブル崩壊後の1990年代後半から自殺者数が年間3万人を超え、社会問題化した際にも、失業率の経過と自殺者数の推移に相関があると指摘した専門家がいます。

一方で死にたいと友達や恋人、家族から打ち明けられたり、自殺するのではないかと心配することは、ご自分も

■ 家族や専門家へつなぐ流れ

"死にたい"と打ち明ける、口にする

↓

対話する

黙って傾聴	安易に励まさない

↓

相談を提案する

ご本人の家族に	専門家に

↓

つないであげる

できるなら、家族や専門家のもとへ付き添ってあげる

ここがポイント

"自殺したい"と思い詰めている人を助けるのは困難ですが、無理のない範囲で、家族や専門家につなぐよう試みましょう。

相当なストレスになることでしょう。

医療関係者でも自殺を考えている患者さんのケアは容易でありません。

自殺には各国の文化的な傾向が影響するといわれており、日本では腹切りの文化や時代劇の影響で〝覚悟の自殺〟といった捉え方もあります。

けれども精神科専門の医師等は医学的、科学的にうつ病等の病気によって自殺に至るという考え方をします。ですから、身近の人が自殺を口にする等、その計画が示唆された時には、背景にうつ病等のメンタルな不調を想定しましょう。自殺を口にする際は「死にたくない、助けてほしい」という心情が隠されているケースも少なくありません。お友達のお話を聴き、親御さんに相談することや、医療機関を受診することを勧めてみるとよいと思います。

また、難しいかもしれませんが〝死なない約束〟をして、付き添ってあげられるとよいとも思います。

Q.12 やがて不況になってお金に困るのではないかと、とても不安です。

【40歳・女性】

A.

お金の不安に悩んだら、毎月、毎年の**収入と支出**、**資産と負債（借金）**の**バランスを確認**してみましょう。

いつの世でもお金の問題は誰しもが悩むことではないかと思います。また、お金について語ることは汚い、卑しいという悪いイメージもあるでしょう。

一方で日本は先進国や中進国の中で唯一といってよいほど、30年もの間、経済発展が芳しくなく、給料が上がってこなかったのです。

加えて少子高齢化による社会保障制度の劣化が懸念され、国民全体の将来への不安がつきない状態になっています。さらに今回の新型コロナ禍がやってきて、その不安がさらに助長される状況になっていると思います。

私はお金の専門家ではないですが、会社員、大学職員、ベンチャー企業経営者、フリーランスという様々な働き方を経験してきました。医療関係以外の人たちともお付き合いする中で、お金に対する困りごとに役立つ考え方には次のポイントがあると思います。

コロナ禍におけるお金の不安と対処法

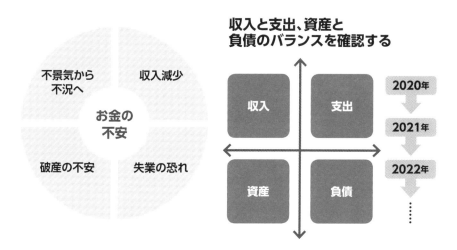

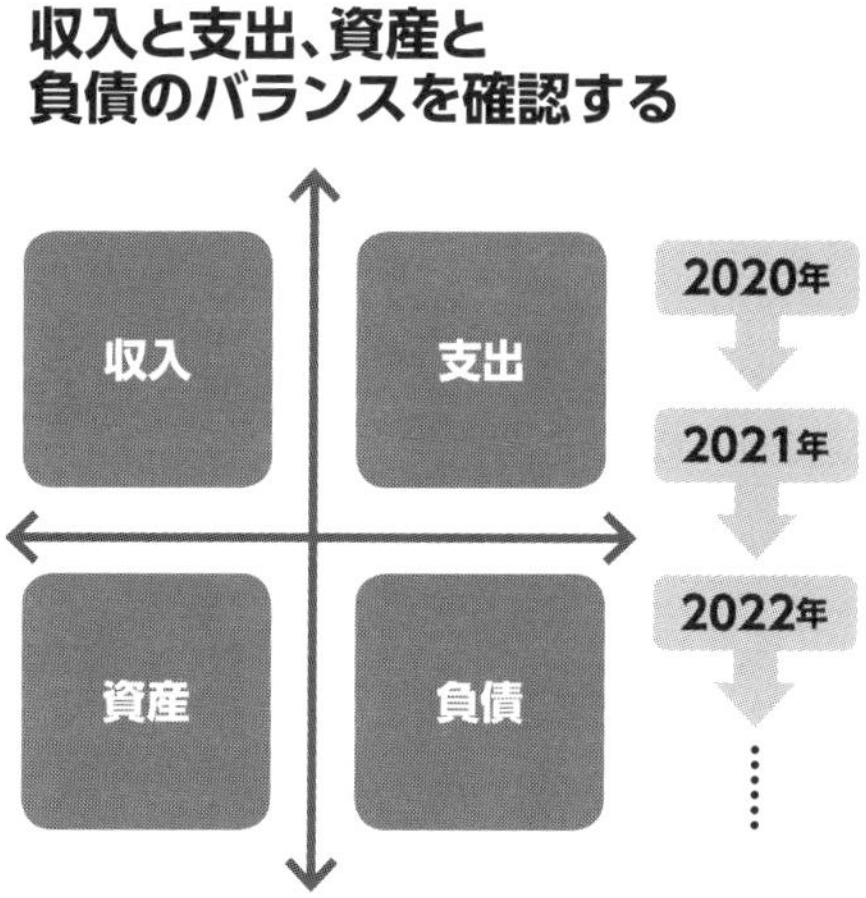

ここがポイント

消費を促す宣伝とそれを喚起するビジネスの力に流されず、堅実に家計のバランスを維持しましょう。

- **収入と支出を毎月、毎年確認する**
  - 収入は手取りで計算する
  - 支出はローンや保険料も含む
- **資産と負債を年に一度は確認する**
  - 車やマンションは売値で考える
  - 残っているローンの総額も確認
- **各々のバランスを四半期毎に確認**
  - 収入マイナス支出はプラスか？
  - 資産マイナス負債はプラスか？
- **将来の見通しも計算しておく**
  - 例えば10年間の推移を予想

以上の計算の結果がプラスで推移すれば問題ないと思います。もしもマイナスになっているのであれば、支出と負債を減らすことを真剣に考える必要があります。また、何かを買う際にそれが絶対に買わなければならないものか、それとも要らないものか、という判断を丁寧にしていきましょう。ネット、テレビ、ラジオ等の全てのメディアは消費を促す宣伝であふれていますが、慎重に捉えるべきと思います。

Q.13
運動好きの婚約者がうつ的になり、仕事を辞めたいと言います。

【29歳・女性】

A.

落ち込んだ時にはそれを回復させることを優先し、退職等の**大きな判断は気持ちが上向いてから行う**のがよいと思います。

これから結婚して新生活を！と思っていた矢先に新型コロナの影響を受けた婚約者が落ち込んでしまった、というのは、想定外のことであろうと思います。

日頃、アスリート的に暮らしている人にとって、外出できず運動ができない状態が続くことはメンタルに影響する可能性があります。

練習でのチームメイトとの交流が社会的な健康の向上に役立だったり、試合での活躍が自己実現になっていた人が、いわゆる巣ごもり生活によって、全てを無くしてしまったかのように感じる場合もあるでしょう。

大切な婚約者の方へのお話や対応のポイントは次のような点です。

- **落ちこんだ状態がどれくらい続いているのか、他に体調の悪化がないのかを確認する**
- **体調が優れないのであれば、かかりつけ医等への相談を勧める**

■落ち込んでいる人へのサポートの流れ

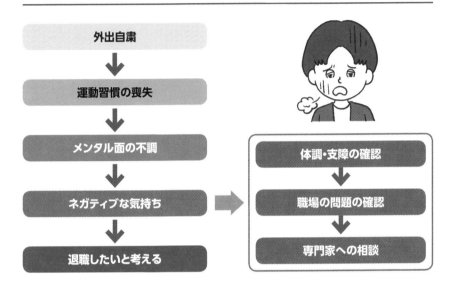

外出自粛
↓
運動習慣の喪失
↓
メンタル面の不調
↓
ネガティブな気持ち
↓
退職したいと考える

⇒

体調・支障の確認
↓
職場の問題の確認
↓
専門家への相談

ここがポイント

うつ状態等の場合には退職のような重大な決断を行いやすく、後にそれを後悔することがしばしばあります。

●パワハラを受けるとか、過重労働を放置されるといった職場の問題がないかも念のため確認する

●職場の問題がなければ、退職のような重大な決断は心身の不調が改善した後にするように助言する

万が一、婚約者の人にうつ状態やそれを起こす身体の病気があれば、治療することを優先しましょう。

最初から精神科のハードルが高いようでしたら、まずは身体の病気から確認していってもよいと思います。

メンタルな不調があれば、退職のような重大な決断は、通院や治療によって症状と体調が改善してから冷静に行った方がよい結果となることが多いと思います。その点を婚約者にアドバイスしてあげてください。

政府や自治体の支援策にかかわらず、不況で再就職が難しい可能性もあります。大切なお相手のために落ち着いて話し合ってみてください。

Q.14 テレワークで導入されたシステムで監視されているようで嫌です。

【31歳・女性】

A.

在宅勤務で監視されると感じる背景には会社側と社員の間の**基本的な信頼関係に問題がある可能性**があります。できる範囲で問題意識を伝えましょう。

本書で触れた社会的な健康の中では「社会関係資本」という考え方があります。分かりやすく言えば人と人との「絆」や職場の信頼関係をイメージしていただくとよいと思います。

職場とプライベートを分ける考え方が主流になりつつある中で、自宅の様子が映し出されるウェブ会議システムを使うのを不愉快に思う人もいます。

一方でテレワークに慣れない経営者や管理職の中には部下たちがさぼるのではないかと心配する人さえいます。こうした感覚や姿勢で経営している会社や職場は、少子化の影響で若い世代が減少していく将来を考えると、衰退していくかもしれないと私は思います。

外出自粛や新しい生活様式により、会社や職場の充分な準備なしにテレワークが始まったとしても業務遂行や事業展開には様々なメリットがあります。

● **仕事の無駄を明らかにして、業務の**

テレワークのメリットを考える

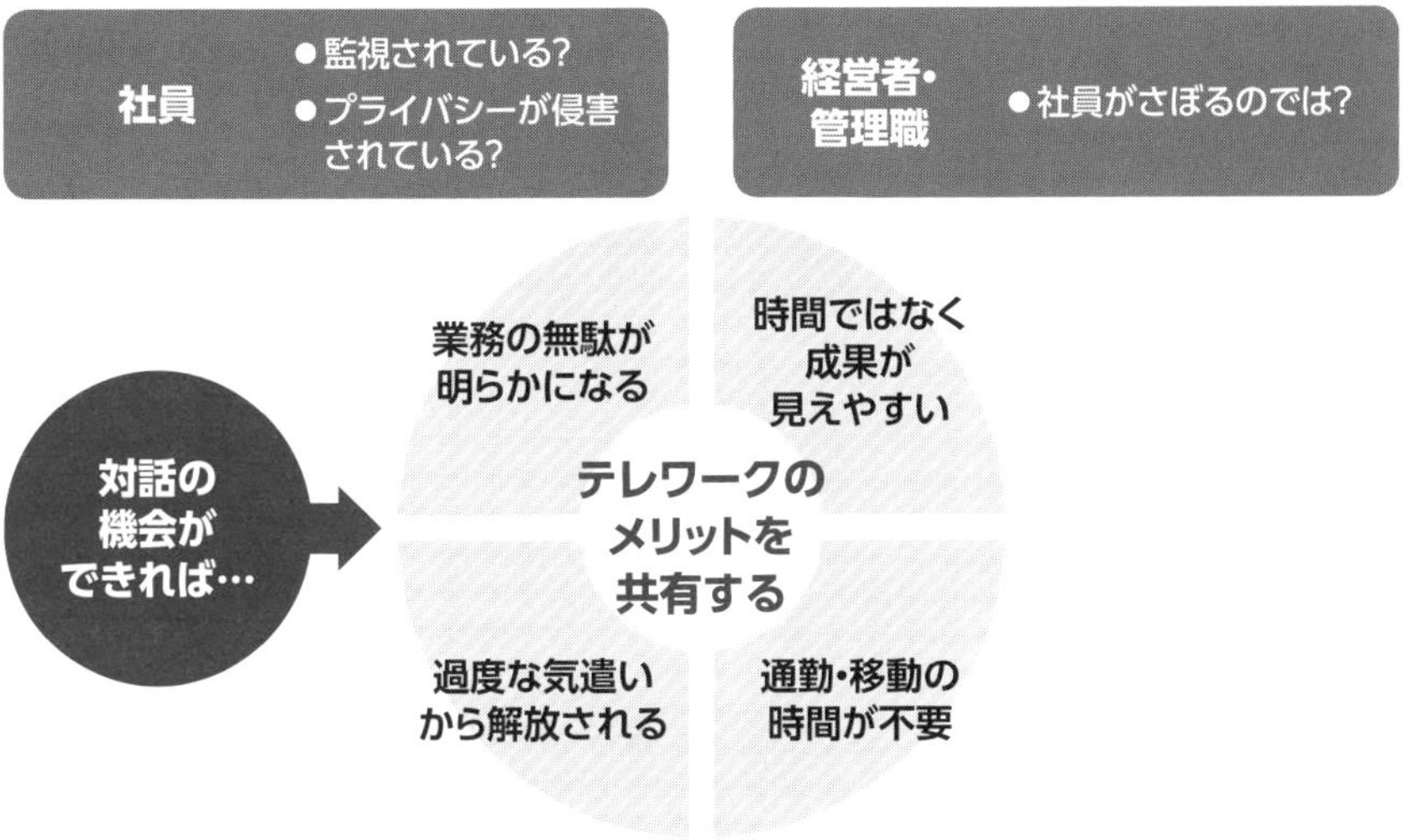
社員
●監視されている?
●プライバシーが侵害されている?
経営者・管理職
●社員がさぼるのでは?
対話の機会ができれば…
テレワークのメリットを共有する
業務の無駄が明らかになる
時間ではなく成果が見えやすい
過度な気遣いから解放される
通勤・移動の時間が不要

ここがポイント

上司と部下の距離を測るという考え方がありますが、健康的な職場では部下は上司に言いたいことが言えるものです。

効率化を進めることができる

- 仕事の成果と評価項目がより明らかになって上司と部下で共有しやすい
- 忖度や無用な気遣いをしていた分、本来の業務遂行に集中しやすい
- リモートで働くことで、より効率的な事業の推進に役立つ

こうしたメリットを自分の中でよく咀嚼してみましょう。併せて、「どのような点で監視されていると感じるのか」、「監視されている感覚によるマイナス面」、「監視する必要はないと考える理由」をよく考えてみてください。

会社勤めでは上司のやり方に口をはさむようで難しいと感じるかもしれません。けれども〝監視しなければ〟と職場や上司が考えているなら、〝部下の人たちがさぼるのではないか〟と信頼していない証拠です。機会を見つけて、上司の方にこれらの考えを素直に伝え、システム活用の仕方を変える提案ができればよいと思います。

Chap 1 Summary

第1章 まとめ

新型コロナ禍による様々な困りごとへの考え方や対処の実際と、いわば〝生活の知恵〟のようなものをご紹介しました。

実はここに挙げたもののほとんどは新型コロナの流行がなくても経験する可能性がある問題です。

ひょっとすると読者の皆さんにとってメンタルヘルスに直接影響するような困りごとの多くは、これまで避けて通ってきた課題や人生の宿題のようなものかもしれません。

いずれの困りごとに対してもこれを機会に冷静に、素直な気持ちで振り返り、よく考えて、必要な人たちとよく話し合うことは有益だろうと思います。

次の第2章で新型コロナの流行に伴うストレスを受けた場合の心身両面からの対処を解説していきます。

第2章

新型コロナのストレスを和らげる方法

過去に経験したことの無い、新しい感染症の流行やそれによる仕事や生活への影響から、多くの人が強いストレスを感じています。

21世紀に入る前からストレス社会と言われて久しいですが、平時から上手くストレスに対処できない人が少なくありません。

この章ではまず、客観的な情報をきちんと押さえるためにストレスに対する医学的、科学的な見方を紹介します。

次にストレスに感じた際の捉え方と考え方を説明し、最後に具体的な対処法・実践のヒントや日常生活で気軽にできる工夫を紹介したいと思います。

Q.15

新型コロナによるありえない状況に不安で仕方がありません。

【36歳・女性】

A.

暗い未来を予想し、不安を感じるのは人間が生まれつき持っている自然な感情です。落ち着いて**冷静に現状を見直しましょう。**

我々人間には、本来の生き物の特徴として、何かが起きた時に不安を感じやすい、という特徴があります。

また人間にはどのような側面でも個人差があり、強く不安を感じる人もいれば、あまり不安に思うところがないと言う人まで様々に分かれます。

各々楽観的と悲観的と言い換えることもできます。これは人間としての多様性として理解することができます。

あなたは日頃は、物事に対して悲観的で不安を感じやすいタイプだったでしょうか？　あるいは楽観的な感じで、不安を覚えることがあまりなかったでしょうか。

今、現実に不安にさいなまれているときには、なかなか思い浮かべることが難しいことかもしれません。けれども、そうした人間の生き物としての特徴や、医学的な側面を理解しておくと、不安や悩み、ストレス等に対処する際

■ 何が不安なのかを考え、 今できることに集中する

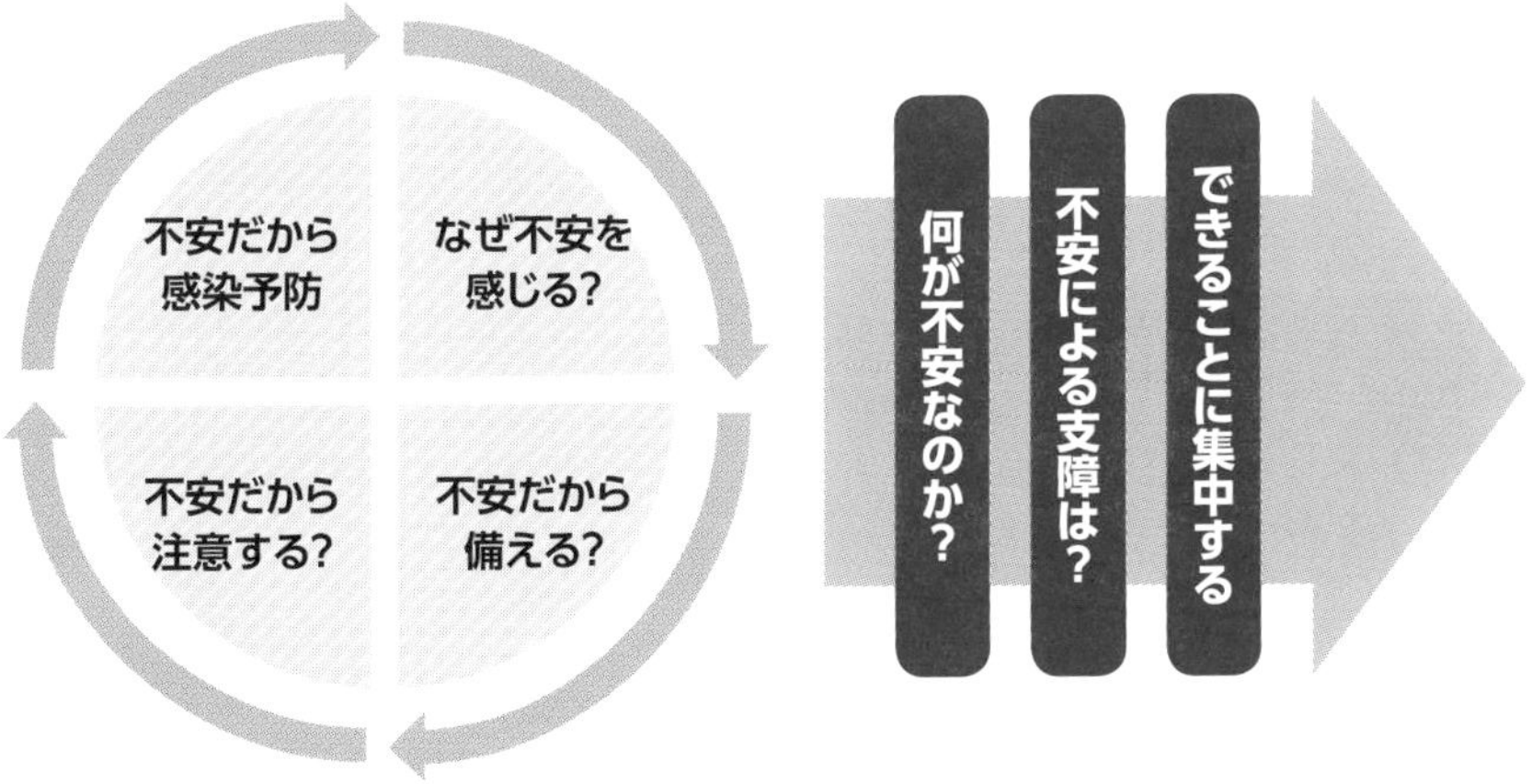

ここがポイント

新型コロナウイルスに恐怖や不安を覚えるのは人間の自然な感情であり、不安を感じることによるメリットもあります。

に助けになります。

新型コロナの流行前でも初めてのことには不安を覚えたことでしょう。就職や入学によって新しい職場や学校といった環境に置かれた経験を思い返してみると、そのような時にも不安にとらわれたのではないでしょうか。

けれども、不安は必ずしも悪いことばかりではないと思いませんか?

不安を感じると多くの人は慎重に行動するようになります。不安を解消するために準備する場合もあります。

感染防止を意識して買い物の回数をなるべく減らし、不安に感じるからこそマスクを着用し、手洗いをきちんとできるという効果もあります。

不安を感じる気持ちを特に大きな問題だと捉える必要はありません。

大切な事は何が不安なのか、よく考えてみること。その不安の素をなるべく小さく、影響がないように、できる事柄に集中するのがよいと思います。

Q.16

電車通勤すら恐ろしく感じる自分が情けなくて仕方ありません。

【35歳・男性】

A.

自分を責めてもコンディションを悪化させるだけです。**身近な人や専門家に話しを聞いてもらいながら、**なぜ自分を責めるのかを考えてみて下さい。

まず、自分のことを情けないとか哀れだと思い込んだり、自分を責めたりすることは、現実の問題解決に役立たないだけではなく、ご自身のメンタルなコンディションを悪くすると考えてみましょう。

もしも人間が、近年話題となっているAI・人工知能のような存在であれば、目の前の問題をいかに解決するかに気持ちとエネルギーを集中させることとでしょう。

情けないとか哀れといった感情に自分の気持ちを沈めて、時間やエネルギーを費やしても、決して悩みは解消せず、気持ちを前向きに変えてくれることはないと思い直してみましょう。

テレワーク・在宅勤務や外出制限に従って外に出る機会を最少にしているときには〝後ろ向きの気持ちをいかに小さくしていくのか〟を少し気楽に、でも優先的に考えなければなりません。

身近に信頼できる人がいるのであれ

■ネガティブな気持ちになる理由を考える

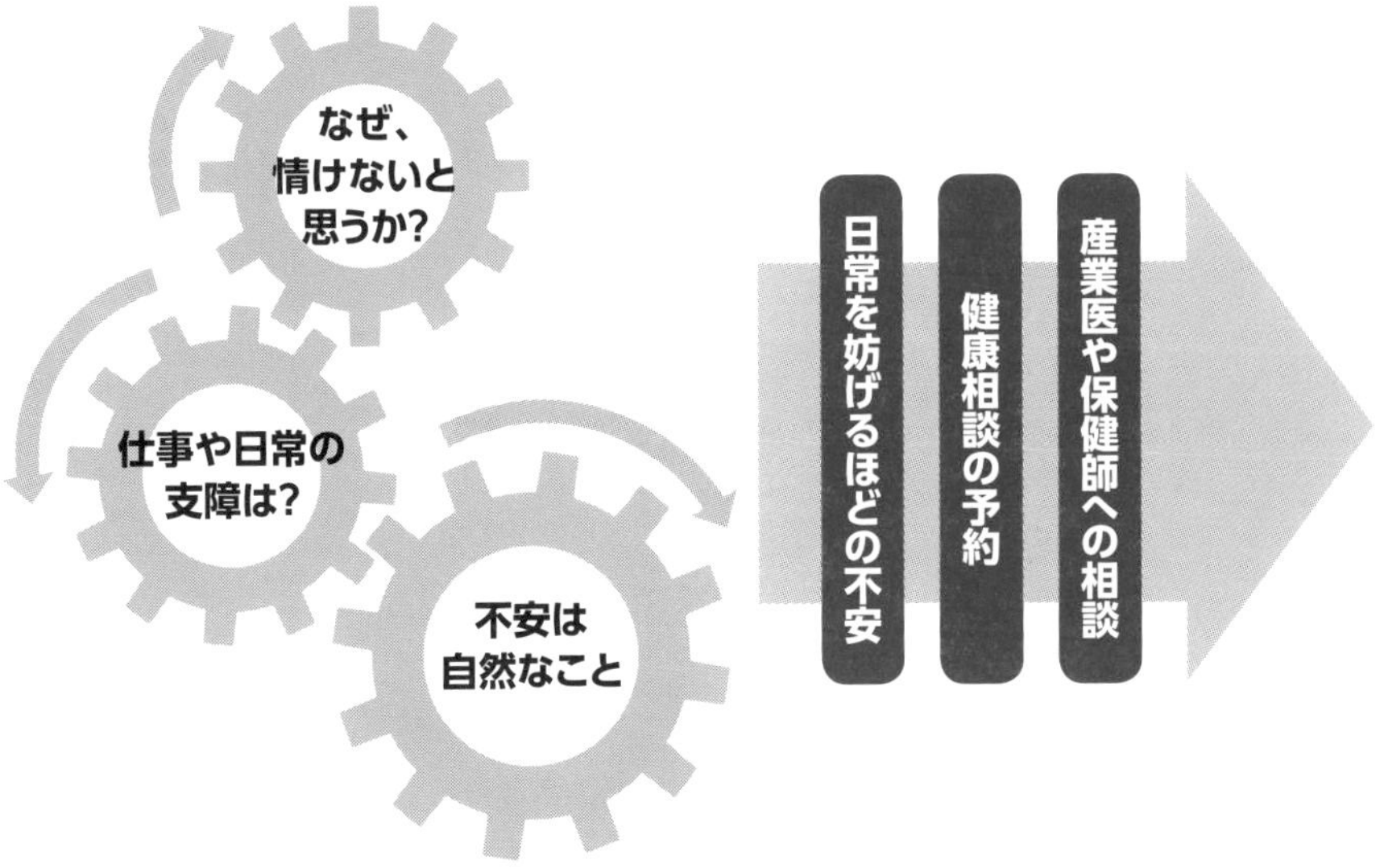

ここがポイント

新型コロナにかかることを怖がる気持ちは自然なものです。なぜネガティブに考えるのか、理由を考えてみましょう。

ば、その人たちに辛い気持ちを話して、お互いに共有することができます。問題が直接解決しなくても、話を聞いてもらうと辛い気持ちをとりあえずは和らげる効果があると思います。

感染を恐ろしいと感じることは情けないことではありません。ご自分を責める必要もないのです。もしも時間があったら、〝なぜご自分を情けないと責める気持ちになるのか〟を考えてみるとよいと思います。幼い頃からの親御さんや先生たちからの過剰な期待や、それに応えなければといったご自分の気持ちに気が付くかもしれません。

職場に産業医や保健師、看護師、カウンセラーといった人たちがいるのであれば、電話でもよいので相談にのってもらう機会を作るとよいでしょう。ちなみに働き方改革に伴い、職場の健康管理が強化され「健康相談」の枠組みが整備されつつあります。

Q.17 窓口担当の後輩が、お客さんが怖くて具合が悪いと言ってきました。

【30歳・男性】

A.

強いストレスに曝され続けるとその影響で不安やひどい落ち込みといった**メンタルな不調をきたす**場合があり、注意が必要です。

新型コロナの流行拡大でエッセンシャルワーカーという言葉が有名になりました。外出自粛要請の最中でも生活に欠かせない医療、公共交通機関、物流やエネルギー供給や通信、生活必需品や食料品の生産から販売、配達等、幅広い人たちのお蔭で生活が維持されていることを再認識したと思います。

一方でこれら必要不可欠な仕事を担い社会に貢献しているのに、顧客にあたる人たちからひどい仕打ちを受け、差別や偏見に悩む人もいます。

その場合、強いストレスを受けることになりますが、次のようなメカニズムが明らかにされています。

- **目や耳等から入った信号・情報は脳内の視床下部というところに至る**
- **下垂体というところから問題に対応せよ！ という信号が出される**
- **両方の腎臓の上の副腎という臓器からステロイドホルモンが分泌される**

強いストレスから体調を崩すメカニズムと対応

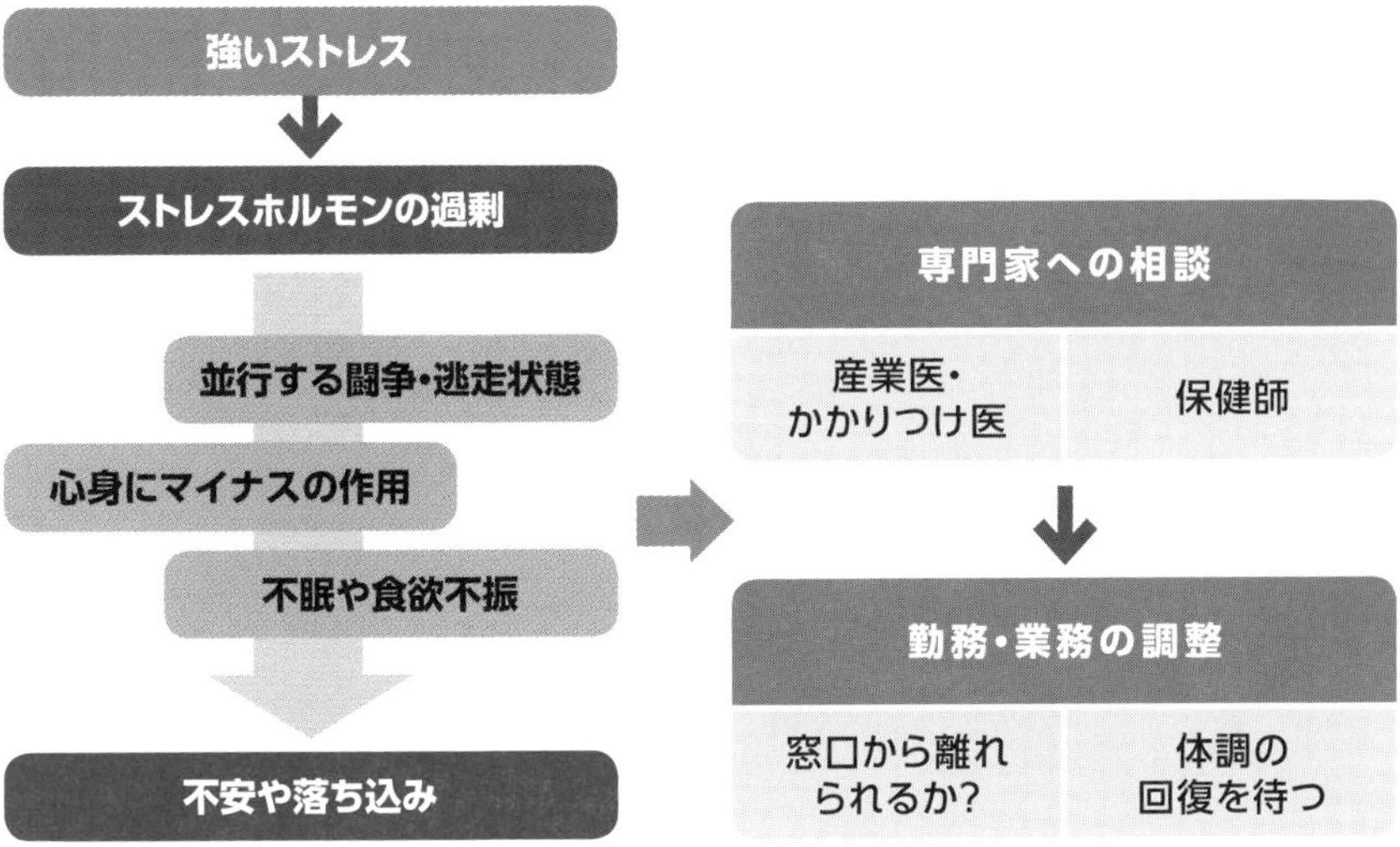

ここがポイント

顧客等からのハラスメントで体調を崩した時には耐えるより、しばらくそこから離れ、回復を待つのがよいです。

この流れを視床下部、脳下垂体、副腎の英語の頭文字をとり「HPAアクシス（軸）」と呼びます。この作用には海馬という脳の部分も関係します。

こうした機能は外敵に襲われた場合に逃げるか、戦うかという瀬戸際で生命を守るためにあります。けれども戦争や暴力に巻き込まれない限り、現在はあまり必要にはなりません。

けれども、いわゆる「クレーマー」による暴言、暴力等の「カスタマーハラスメント」にあうと、ステロイドホルモンが過剰に長期に働くなどして、いわば副作用として、精神的に不安定になったり、不眠やうつ状態を引き起こしたりする場合があります。

産業医等の専門家に相談できるのであれば、体調を確認してもらうのがよいと思います。その上で接客等のストレスを受ける仕事から、体調が回復するまでの間は、少し離れて過ごすよう配慮してあげるのがよいでしょう。

Q.18 新型コロナに感染したら心配で仕事も家事も手につきません。

【43歳・女性】

A.

個人が新型コロナに**感染して発病し、それが重症化する確率は高くない**、ということを改めてよく確認し、考えてみましょう。

仕事も家事も手につかないほど、不安にとらわれているのですね。新型コロナの流行や拡大に関係なく、仕事と家事を両立するのは大変だと思います。

不安に感じた時に冷静に考えていただきたいのが、お一人おひとりの方が感染し、発病し、重症化する確率です。

5月15日に公表された千人分の献血の検体から測定された抗体を持つ人の割合は東京で0・6%、東北で0・4%であるとされています。精度に課題があるとされていますが、仮に東京都の人口に換算すると8万4千人の人が既に感染している計算です。一方で同日の東京都の患者数は約5千人です。

プロローグで示した数値より、感染しても発病する確率が何らかの理由で日本人は低いのかもしれません。

PCR検査数が先進諸国に比べて非常に少ないことがマスコミで取り上げられてきました。「超過死亡」といって

不安な事柄を書き出し、共有してみる

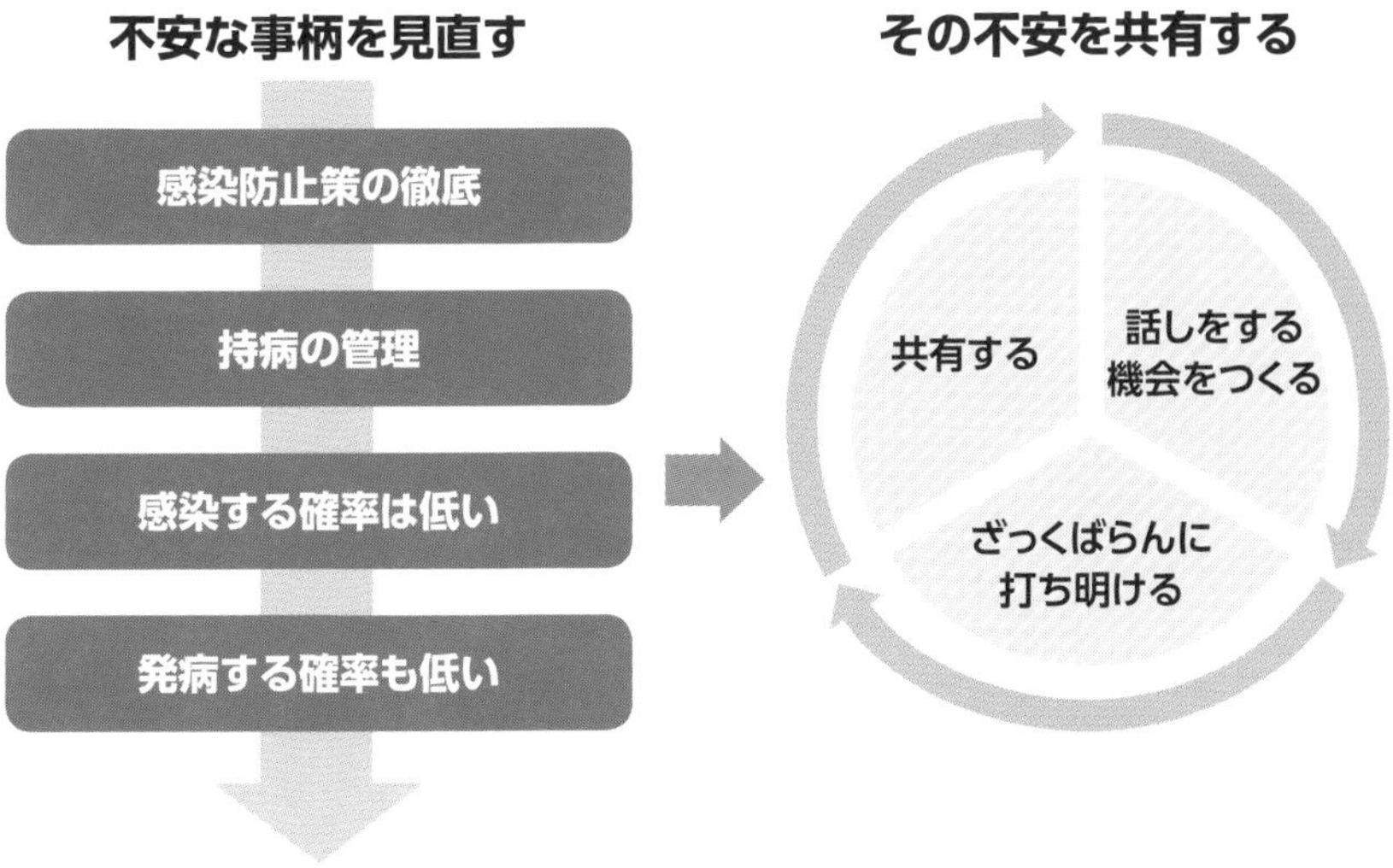

ここがポイント

不安に感じる事柄に対して客観的なデータや確率を確認し、その上で何が不安なのかを改めて見直してみましょう。

後の統計で新型コロナとは診断されずに肺炎等で亡くなった人の数が考慮される可能性もあります。

季節性のインフルエンザが流行する秋冬でも、新しい生活様式と称される、三密を避け、手洗いや手指の消毒を行う限り、ご自身が感染し、重症化することをそれほど心配する差し迫った理由はなさそうです。

次に考えておきたいことは、万が一感染した場合に何がそれほど不安に感じるのか、ということです。

もしも高齢や糖尿病あるいは喫煙等の問題があるのであれば日常的な健康管理をしっかりと行い、持病は主治医と相談して確実に管理しましょう。

その上で心配なことを落ち着いて書き並べてみるとよいと思います。そこでどんな事柄があがってくるでしょうか。家族や友人にざっくばらんにお話しできる人がいれば、不安を共有してみるとよいと思います。

Q.19 志望校にせっかく合格できたのに休校が長引き落ち込んでいます。

【18歳・男性】

A.

在宅での学習期間を、自律的な習慣づけに有益な機会と捉えて、**生活リズムを整えながら、自由な発想で勉強を進めるとよい**でしょう。

高

校や大学という新たな環境に加えて、休み期間でもないのに外出を控え在宅し続けるという、滅多にない状態に慣れずに大変なことであろうと思います。

志望校ということですから新しいステージの勉学に張り切っておられたのに少しがっかりもしたことでしょう。

古くから「五月病」といいますが、学校でも仕事でも新たな環境に入ってしばらくしてから、元気を無くしたり、落ち込んだりする人がでてきます。加えて、入社後すぐに退職する若い人が増えてきたと話題にもなっています。

多くの大人が外出自粛や在宅勤務に慣れず、苦しんでいる様子が日々、報道されてきました。

これから高校や大学で学ぶ人たちには、今回の外出自粛は、将来の在宅での仕事や暮らし方に慣れるよいチャンスであると捉えてみることをお勧めします。

■ 柔軟な発想で勉強を進めていこう!

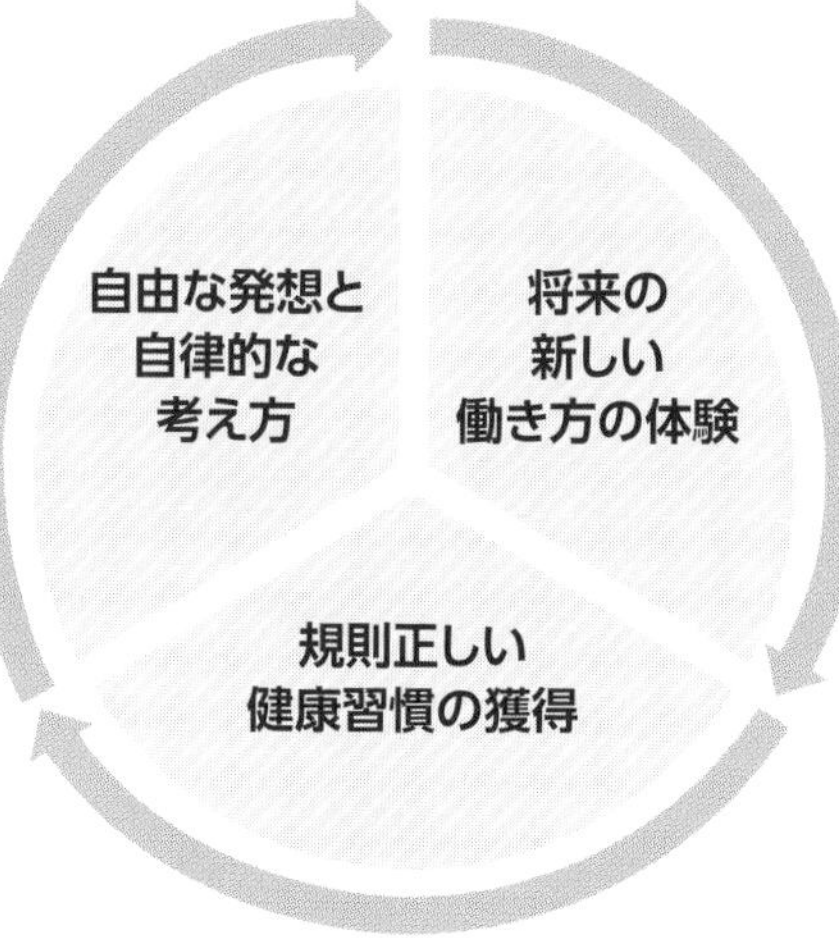

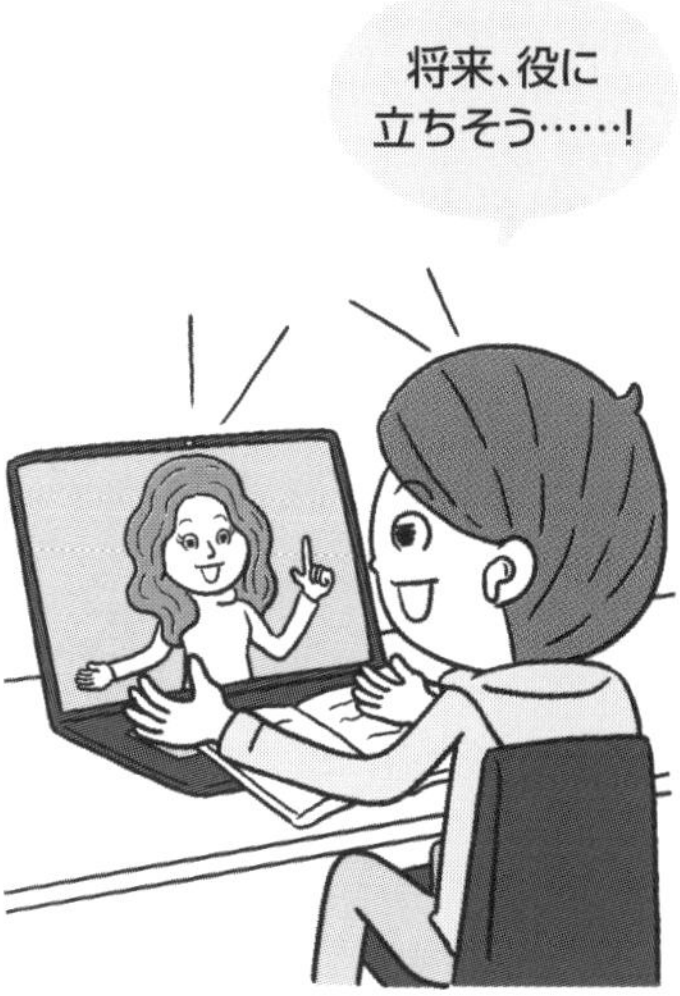

ここがポイント

学校の再開以降だけでなく将来にも大切なことはどのように毎日を過ごし、学んでいくか、ということです。

働き方改革で強調されてきた柔軟な働き方はこれまで一向に進まなかったのです。新型コロナの流行でウェブ会議システムを使う等、テレワークと称する職場から離れて働くことが一気に普通のことになりました。

若い世代の人たちはこれまでとは異なる環境で学ぶことや働くことに柔軟であった方がよいと思います。起床から就寝までの生活リズムを規則正しくして、行うべき課題や宿題を朝一番から取り組むようにすることです。

お友達との交流も、慣れたスマホやPCを使って、自由に行うことができるのではないかと思います。

学生の間は試験制度と相まって、教えられたことを教えられた通りに答えることを求められます。けれども大人になると答えがないことを考える機会が確実に増えます。自分で〝何を学ぶか〟を自由に発想し、計画的に勉強していく習慣を作っていくとよいと思います。

Q.20

テレワークになったものの自宅での仕事に慣れずイライラします。

【39歳・男性】

A.

作業する**環境と作業の仕方を見直して**、可能なところを働きやすいように改善しましょう。体調の管理も並行して行うとよいでしょう。

職場の健康管理は時代と共に変わってきました。例えば第二次大戦後の職場の健康問題は新型コロナと同じ感染症である結核でした。高度成長期には公害の問題と並行して有害な作業や職場の有害物質による職業病への対策がメインとなりました。そして、作業の環境を管理すること、作業そのものの管理を行うこと、健康診断を含む健康管理を行うこと、といった「3つの管理」が一貫して対策の手法として確立されてきました。

実はテレワークに対する健康管理は30年以上も課題とされてきました。90年代からはコンピュータ化が進み、〝テクノストレス〟と呼ばれるメンタルな問題への対応や作業姿勢による首、肩、腰や手首といった痛みに対する人間工学的な対策が必要であると専門家の間で議論されてきました。

今回、新型コロナの流行に伴う外出自粛要請に伴い、在宅勤務を強いられ

■ 環境を整える工夫をし、 在宅のメリットを考える

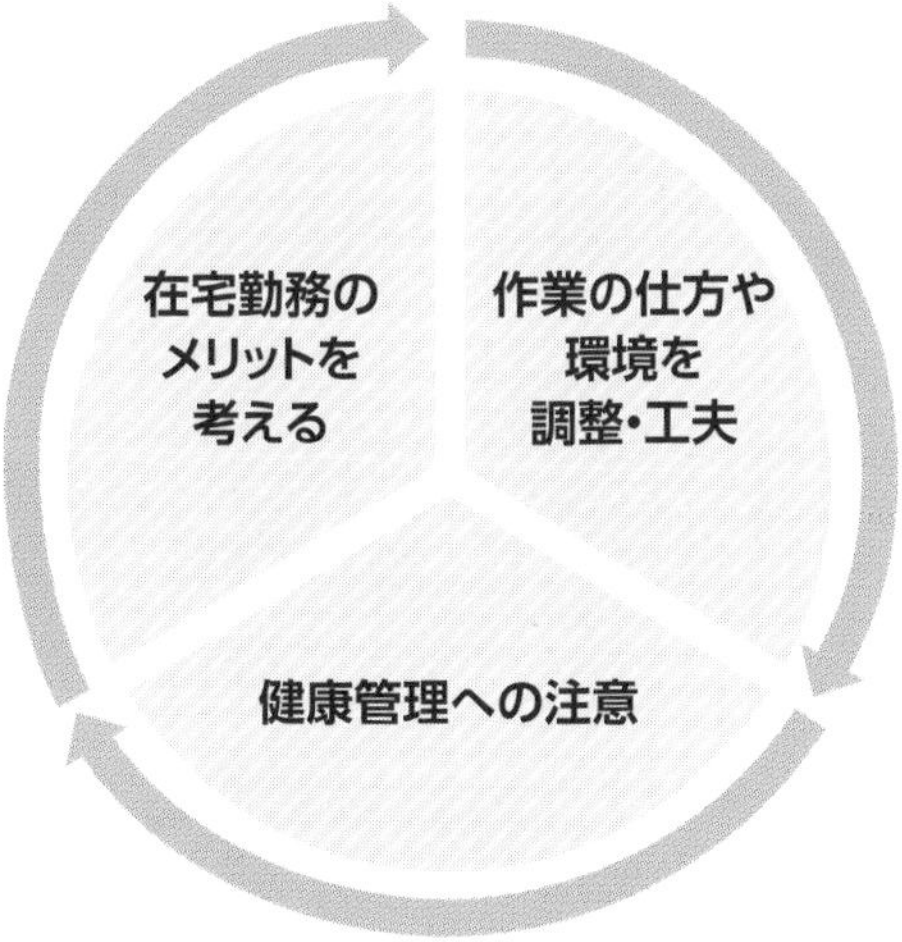
在宅勤務のメリットを考える
作業の仕方や環境を調整・工夫
健康管理への注意

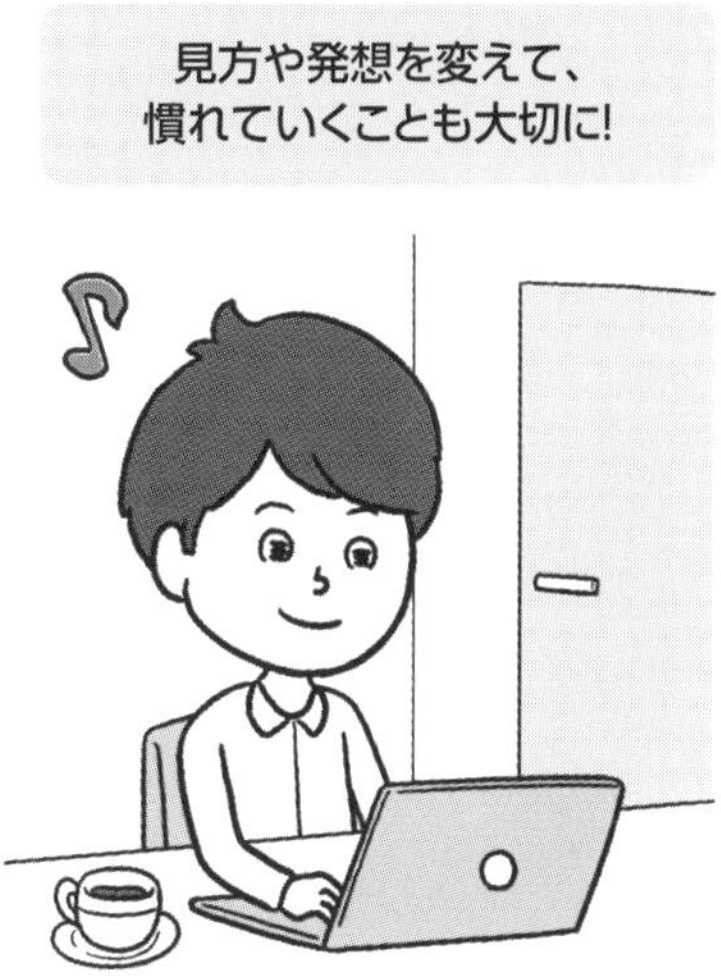
見方や発想を変えて、慣れていくことも大切に!

ここがポイント

テレワークという新しい働き方を受け入れ、3つの管理を整えた上で、その長所にも注目してみましょう。

るケースが急激に増えたと思います。

テレワークのマイナス面には自宅はオフィスより作業空間が狭くなりがちな点があります。モバイルPCや携帯端末は変わらなくても、ネット等のIT環境もオフィスの方が整っているでしょう。また上司や部下、同僚と画面越しや電話でしかコミュニケーションをとれないことがストレスに感じる面もあるでしょう。

一方で自宅のレイアウトを変えて作業しやすい配置を工夫し、自分流の休憩スペースを作ることもできます。

そして、在宅のメリットを改めて考えてみましょう。例えば、通勤しなくてもよいことや終業後にはすぐにリラックスできること、そして新型コロナの感染リスクをゼロに近づけることができること等も長所となるでしょう。

イライラする原因となる心身のコンディションの調整も健康管理の面から大事にしてみてください。

Q.21 新型コロナで働き方が変わってしまい、夜眠れなくて辛いです。

【32歳・男性】

A.

不眠があるのか、どのような状態なのかをよく見極めて、**2週間以上続いて、日常生活や仕事に影響があるの**であれば、専門家に相談して下さい。

夜 眠れないことで体調が悪いとか、他の面で支障が出る事を一般的には不眠とか専門的には睡眠障害と呼びます。

不眠のタイプには主に3つあります。

- **入眠障害→寝入りが悪い**
- **中途覚醒→途中で度々目が覚める**
- **早朝覚醒→早過ぎる時間に覚める**

このうちの中途覚醒と早朝覚醒には注意が必要です。

誰しもが夜よく眠れなかったという経験はあると思います。1日や2日、眠れない日があっても特に問題はありません。しかし、1週間も続くのであれば、日常生活に不眠の原因がないかをよく確認した方がよいのです。

まず行うべきは生活習慣の見直しです。例えばアルコールは寝入りをよくしますが、睡眠を浅くして早く目覚めさせることがあります。寝酒と称して、習慣になっているのであれば、飲み方を変えていくことをお勧めします。

不眠の原因を振り返る

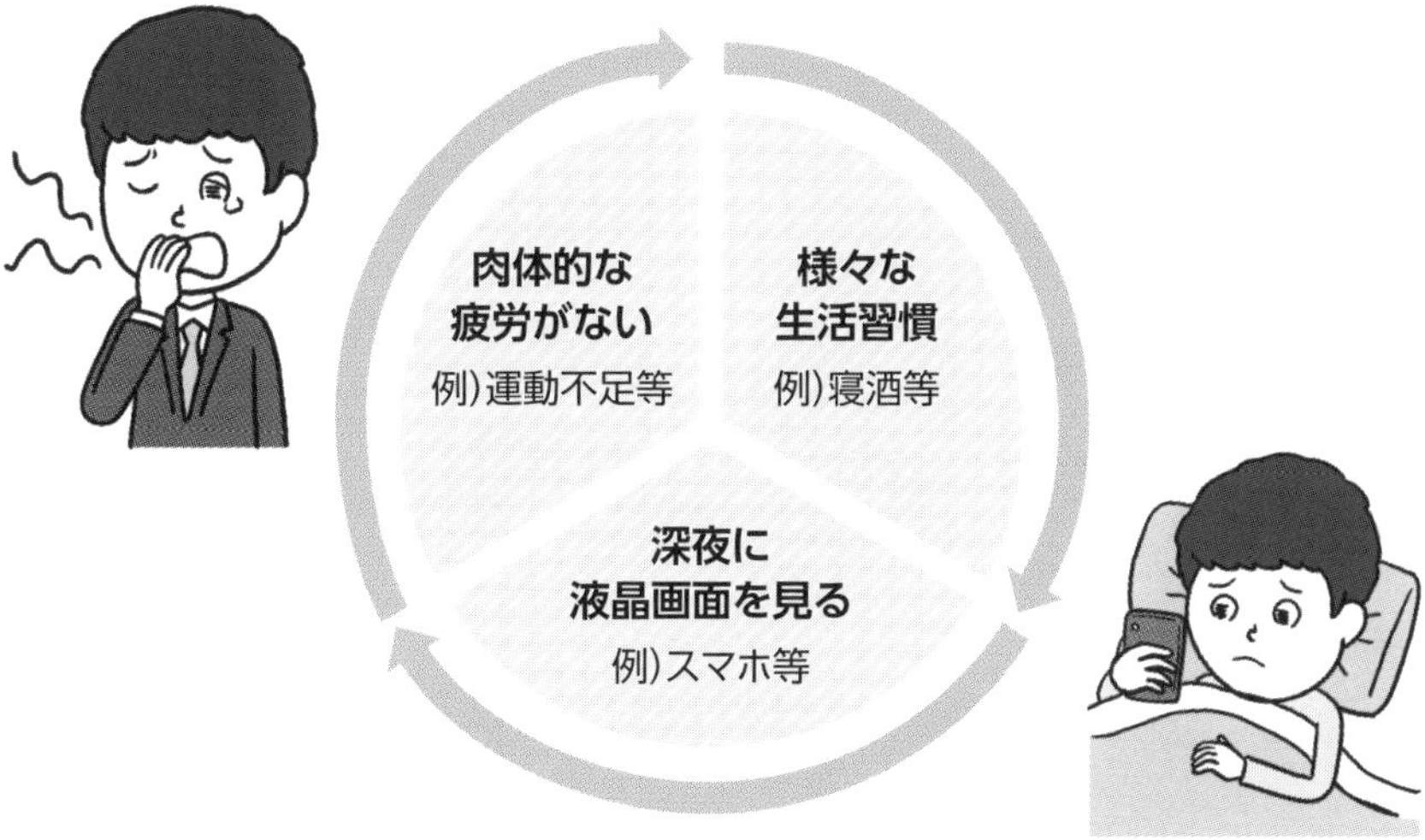

ここがポイント

不眠の原因にはアルコールやカフェインの摂り過ぎ、運動不足、スマホやテレビの見過ぎ等があります。

深夜にかけて、スマホや端末、テレビ等を見続けると、液晶画面から出てくる青い波長の光、いわゆるブルーライトがこれから睡眠に入ろうとする脳を起こしてしまうことになります。

また肉体的な疲労がないと睡眠は悪くなりますから、在宅であっても日中の運動は大切です。一方で夕食後から深夜に運動負荷をかけると体が起きてしまうので注意が必要です。

これらの習慣をよく見直して、問題があれば改善してみて、不眠が解消されるかどうかをよく見てみましょう。

それでも不眠の状態が2週間も続き、さらに日常生活や仕事に影響を及ぼしているのであれば、専門家の助けを借りることを考えましょう。

不眠を専門に取り扱う診療科は精神科になります。不眠の経過をあらかじめメモにまとめて、かかりやすそうなクリニックを探し、まずは電話で予約を取ってみるとよいと思います。

Q.22

独身のため在宅勤務と外出自粛で人と会うことがなく落ち込みます。

【48歳・女性】

A.

孤独を避けたり和らげたりする方法、例えばオンライン飲み会のような、**会うことに準じる手段**や**ペットや観葉植物等を愛でること**も有効です。

生

物学的な見方によると、人間は進化の過程で、集団で助け合い生活することで淘汰の波を乗り越えてきました。

例えば太古の昔、狩猟採集時代には最大で150人程度の集団で移動を繰り返していたとされています。掟を破るなどして群れから追い出されると生き延びることは難しかったようです。

明治維新以降に日本では近代化が進み、第二次大戦後には住宅政策も伴って、いわゆる核家族化が進行します。個人主義やプライバシーといった考え方も浸透しました。

けれども人間の遺伝子は過去とそれほど違いはなく、第1章で説明しましたが、集団生活と真逆にあたる孤独は心身の健康に影響します。

そこで孤独によるストレスを解消することを、これを機会に考えてみることをお勧めします。

具体的な対処法としては、直接誰か

■ 孤独による影響を避ける方法

オンラインでの交流

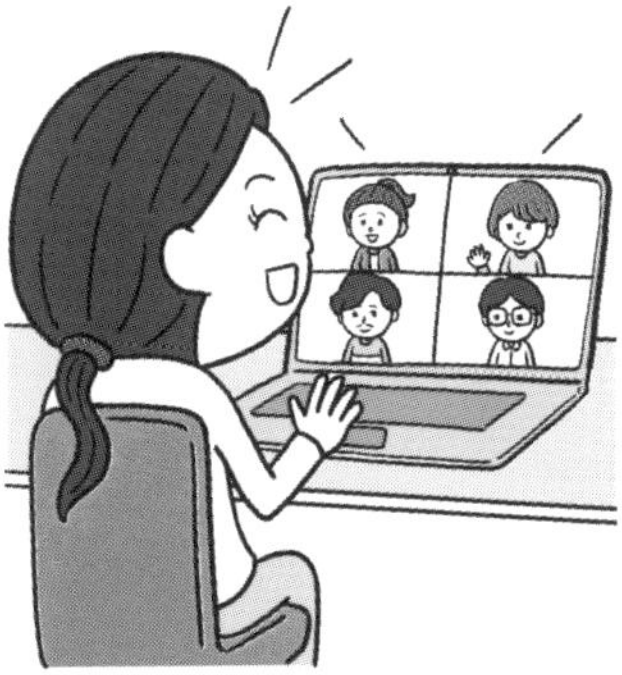

- 職場の関係者
- 友人・親戚
- 趣味の仲間

何かを愛でる

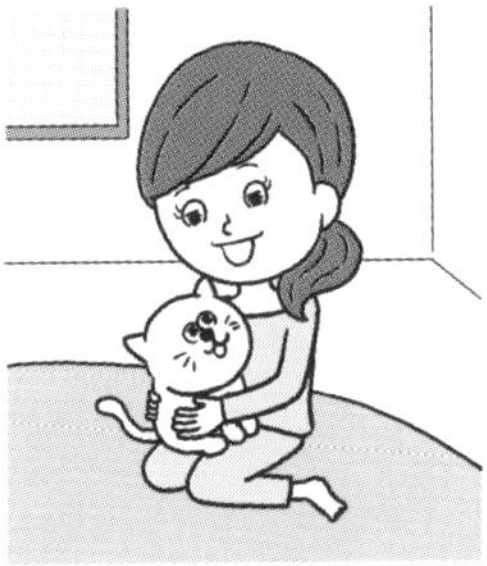

ペットを飼う

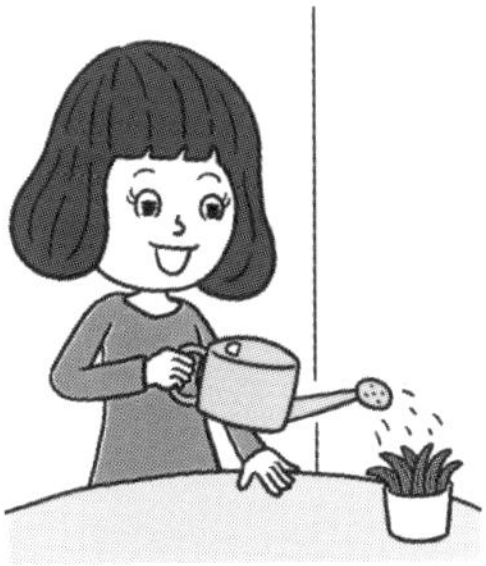

植物を育てる

ここがポイント

孤独を感じて落ち込むのは人間として自然な感情です。外出自粛等の緩和に合わせて代替手段を考えましょう。

と会って話す代わりになる手段を考えることです。例えば、ウェブ会議システムを使ったオンライン飲み会を計画し、職場の仲間や友人を誘うこともできると思います。ただし、お酒の飲み過ぎを防ぎ、睡眠に影響することが無いように、終了の時間を予め決めておく工夫もできると思います。

孤独になると自分のことばかり考えがちですが、それによってさらに気分が落ち込む、という悪循環になります。

それを避けるには自分以外の何かを大切にするという代替手段があります。例えば、自宅で飼えるペットを探したり、難しいようなら観葉植物等を調べたりしてみることをお勧めします。

医学的には何かを可愛がることで「オキシトシン」という物質が脳内に分泌され、メンタルなコンディションを改善できることが明らかにされています。孤独で落ち込みがちな気持ちを立て直すにはよい方法と思います。

Q.23

在宅勤務が長引く中、自宅で転びかけ、不安になりました。

【63歳・女性】

A.

運動は**心身の機能低下を防止し、メンタルなコンディションをアップしてくれます。**ウォーキングやスロージョグ、自宅での筋トレを心がけましょう。

少子化による労働力人口の減少が続き、いわゆるリタイアする年齢がどんどんと延長されています。

例えばバブル期までは55歳定年でしたが、60歳が定着した後、65歳を経て、2019年からは70歳定年が企業等の努力義務となりました。2020年からは年金の支給開始が75歳からも可能になる流れにあります。

高齢者が昭和の頃よりは元気で長生きであることは医師の間でもコンセンサスがあります。しかし高齢で働く人は職場や通勤での怪我やがんや脳卒中、心臓病のリスクが高くなります。

そして在宅勤務中にも転倒等の事故の恐れがあることを指摘する労働安全管理や健康管理の専門家がいます。

PCやプリンターの配線につまずいたり、段差で転んだりしないように、自宅を職場に見立てて、より安全な環境にするよう心がけることが大切です。

運動で心身のコンディションをUP!

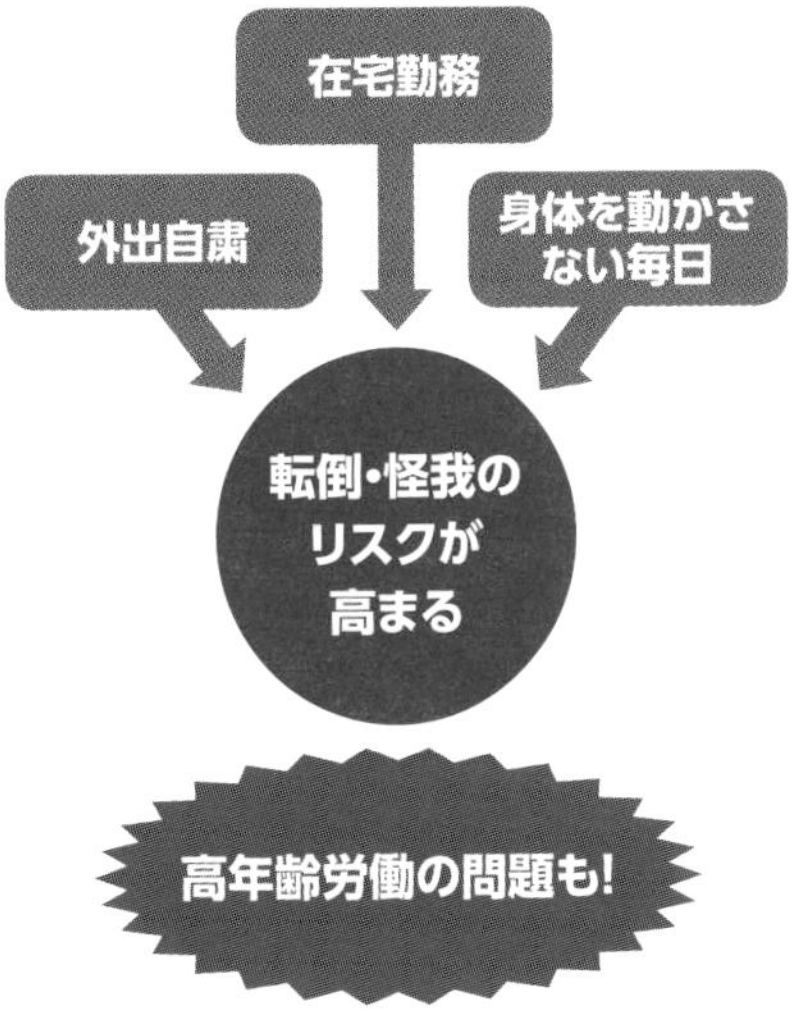

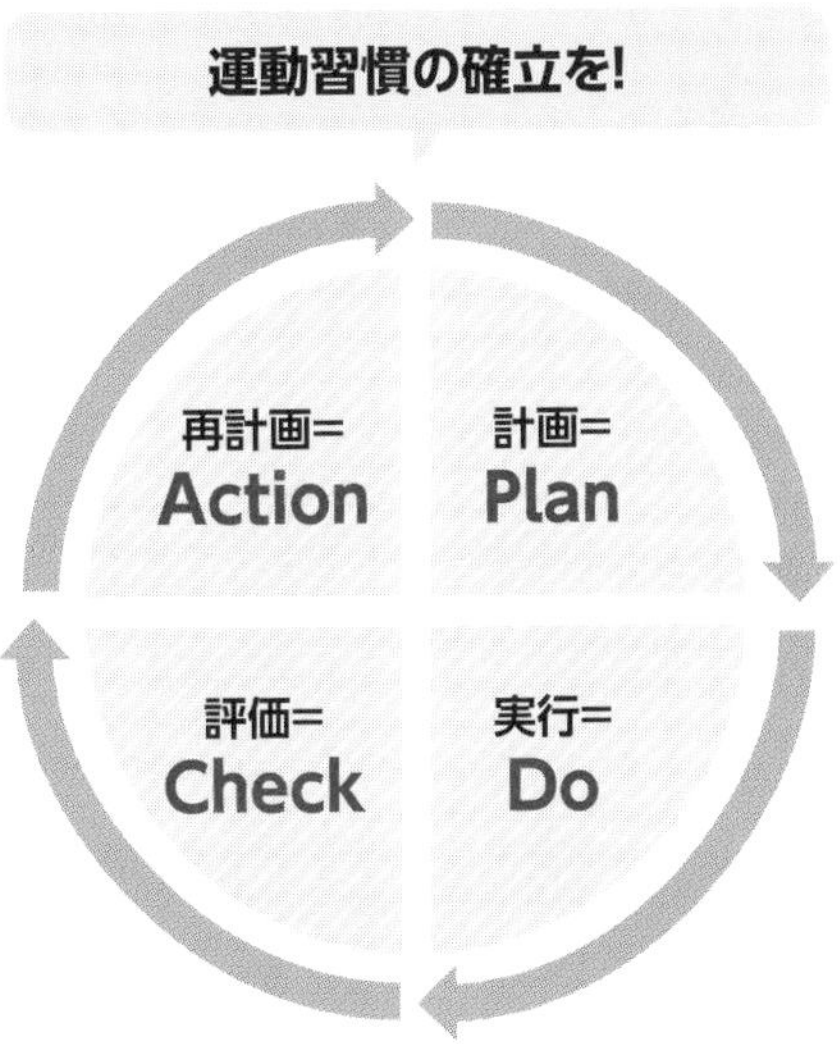
運動習慣の確立を!
計画=Plan
実行=Do
評価=Check
再計画=Action

ここがポイント

運動にはメタボのような病気の予防だけでなく、心身の機能を改善し、メンタルをアップする効果があります。

在宅勤務で外出もせず、運動もしないと、年齢にかかわらず身体機能は確実に低下します。さらに高齢の場合には物事を把握し考える認知機能が低下してしまい、将来の就労に差し支える事態になりかねません。

そうした場合にできることは運動を習慣化することです。ウォーキングやスロージョグなどで心肺機能を強化することと、下肢を中心に筋力アップや柔軟性、敏捷性を鍛えることを意識してください。思いついた時だけでなく、次の事に注意して、毎日の習慣にしていただくとよいと思います。

- **毎日、具体的に計画する**
- **計画では無理のない範囲にとどめる**
- **実行の有無にかかわらず、記録する**
- **実行せずともネガティブに捉えない**
- **記録してその時の気分も加える**
- **運動することを近しい人に話す**
- **運動を習慣にできた時の自分へのご褒美も考えておく**

Q.24

行動が制限されてメリハリのない毎日で気持ちが冴えません。

【30歳・男性】

A.

毎日の計画と実行、振り返りのプロセスを手帳や携帯端末に残したり、日記をつけてみたりすると、気持ちが前向きになり、能率もアップします。

日記というと子供の頃に三日坊主で終わったという記憶から前向きには捉えにくい、という人が少なくありません。日記のようなものを夏休みの宿題に出され、提出間際になって四苦八苦した人もいるでしょう。

実は日記をつけることの効果を認めるメンタルヘルスの専門家は少なくありません。特に新型コロナの流行のような誰しもがストレスを感じやすく、気晴らしをしにくいような環境では、日記をつけることは有効です。

日記をつけるといっても大上段に振りかぶって高価で立派な日記帳を購入する必要はないと思います。

仕事で使っているシステム手帳をそのまま日記代わりにしてもよいでしょう。あるいはスケジュールを全てスマホのアプリで管理しているなら、そこにメモを残す形でも構いません。

大切なことは毎日、毎週あるいは毎

■日記をつけることで毎日を充実！

黒 ▶▶▶ 仕事に関係した内容

赤 ▶▶▶ 健康管理に関する内容

緑 ▶▶▶ 楽しみと清掃

青 ▶▶▶ 家族の用事

欄外 ▶▶▶ その折々の出来事やニュース

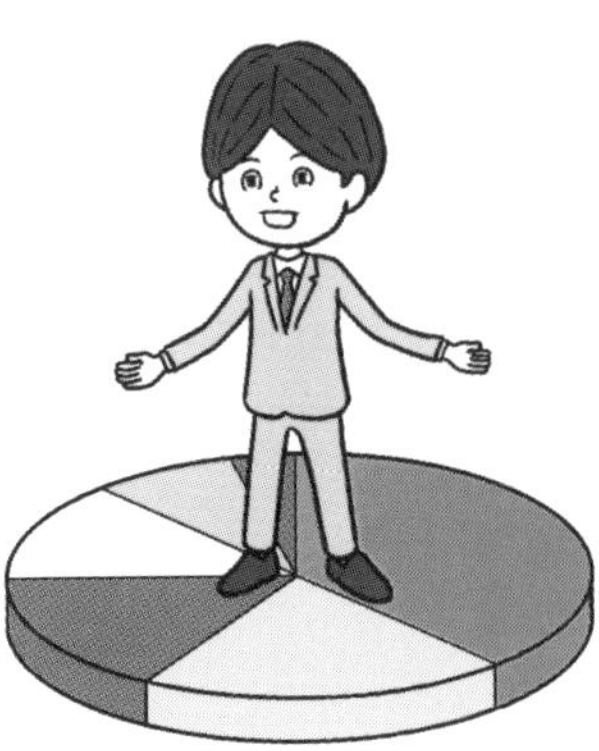

ここがポイント

日記をつけることは、特に強いストレスを受けた場合に、その回復にも効果があるとされています。

月のレベルで計画することです。

そして振り返って実行したかを見直すと共に、その折に記憶に残った出来事や自分の感情、特に前向きな気持ちを記録していくことは、メンタルなコンディションを保つのに有益です。

私のやり方をご紹介しますが、システム手帳に毎日、次の４つの色で計画、実行と見直しを記録しています。

- **黒→仕事に関係した内容**
  - 執筆、講演等の予定、準備、進捗
- **赤→健康管理に関する内容**
  - 起床、就寝、ジョギング、体調等
- **緑→楽しみと清掃（後述する３Ｓ）**
  - 趣味、友人との交流、お酒等
- **青→家族の用事**
  - 介護施設にいる老母の世話等
- **欄外→その折々の出来事やニュース**
  - その他、自分が思ったことや考えたことを適宜、書きとめる

さらに、自分が感じたポジティブな感情も書いておくとよいでしょう。

Q.25

雑然とした自室にこもる毎日で趣味の旅行にも行けずウンザリです。

【32歳・男性】

A.

自宅にいる時間を使って、**整理、整頓、清掃の3つのS（3S）を習慣に**しましょう。自宅の空間を快適化しつつ、将来の旅行の計画を考えてみましょう。

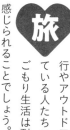

旅行やアウトドアを趣味にしている人たちにとって、巣ごもり生活は耐えがたいと感じられることでしょう。

そんな場合に行うとよいことは実は整理、整頓と掃除です。

職場の健康管理と関連のある労働安全管理では、課題となる労災事故を防ぐために、3Sと称して、整理、整頓、清掃の3つが強調されてきました。

労働災害では特に、高齢化によって転倒事故が懸念されています。そのために通路の周りを片づけたり、不要なものを捨てたり、掃除していくことが基本的な心構えを育てるためにも重要であると考えられています。

一方で在宅勤務が続いたり、外出自粛要請が長くなったりする可能性のある時期に自宅でこの3Sを展開することは、仕事とプライベートの両方の快適化に有益であろうと思います。

ところでこの3Sとは年末の大掃除

3Sはできるところから手をつける

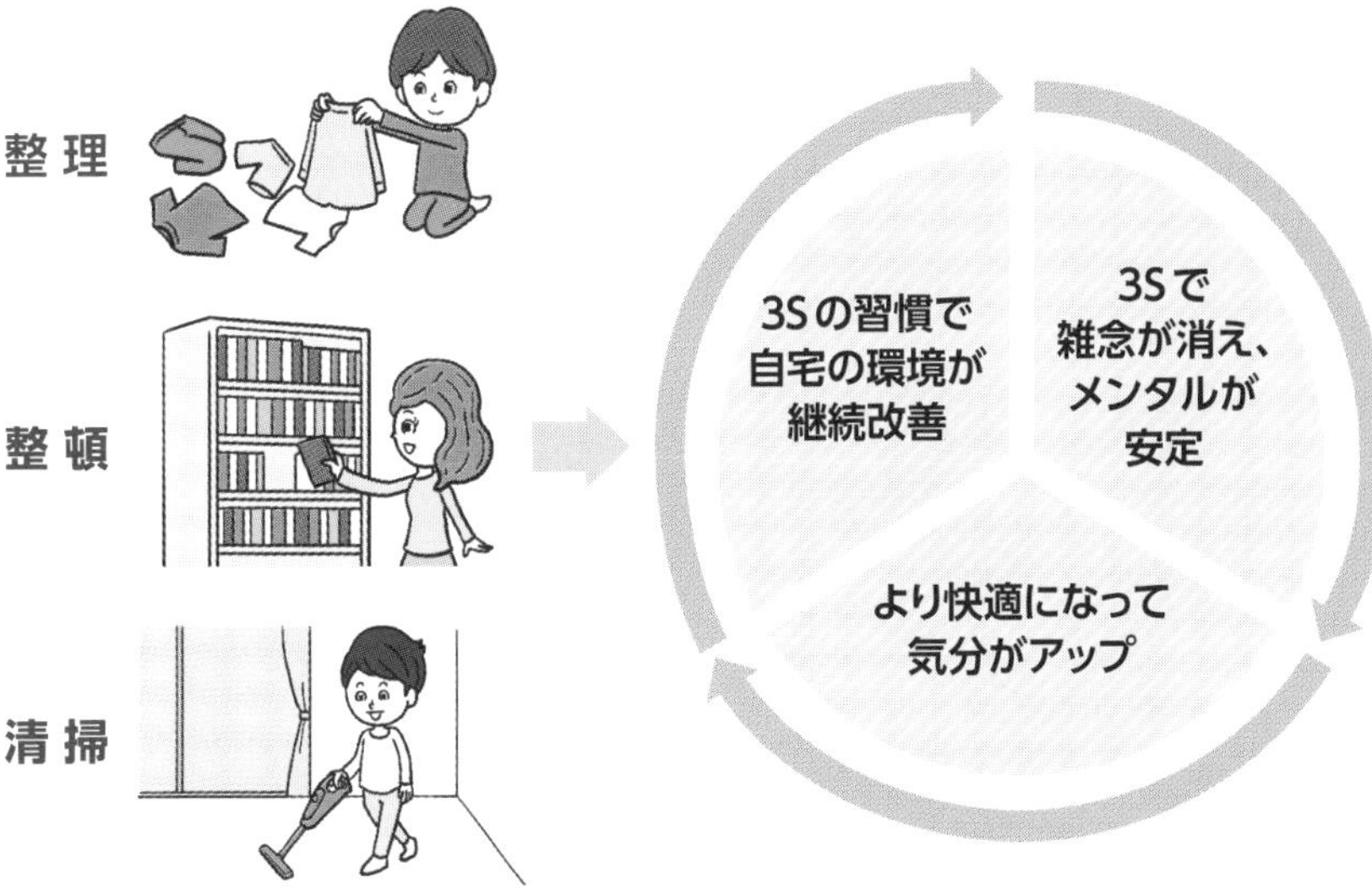
整理
整頓
清掃
3Sの習慣で
自宅の環境が
継続改善
3Sで
雑念が消え、
メンタルが
安定
より快適になって
気分がアップ

ここがポイント
自宅の物を整理、整頓し、部屋を掃除する習慣には、在宅勤務における集中や能率をアップする効果があります。

のようなイメージではありません。

毎日、決まった時間やタイミングで一日３分でも５分でもよいので、換気も含めて継続することが大切です。

その際のポイントはできる範囲をできる時間で行うこと。つまり頑張らないくらいがよいのです。

不思議なもので３Ｓを行うと確実にメンタルなコンディションはアップしていきますが、次のような効果が考えられます。

- **整理・整頓・清掃に集中することで雑念が消え、メンタルが安定する**
- **自室がキレイに片づくことで、快適になって気分がアップする**
- **３Ｓが習慣になると自宅の環境が継続して改善していく**

掃除は家事や雑用のように見えるかもしれませんが、３Ｓの習慣が上手く身につくと、仕事に関して頭の中も整理され、気持ちが落ち着き冷静に考えることができるようになります。

Q.26

夫婦とも在宅となり、家事の分担で毎日、喧嘩になっています。

【45歳・女性】

A.

家事を行うことは雑用ではなく、仕事を離れて何かに没頭する習慣となり得ます。丁寧にすれば伴侶を**大切に思うことを行動で示す**ことができます。

夫婦の問題は夫婦でしか分からないところがあると思います。家事に対する考え方には世代や地域の文化、元々育った実家の習慣や価値観によってさまざまな違いがあるかもしれません。

身近でも報道でも家事の分担でもめる夫婦のことを見聞きすることが少なくありません。

そうした夫婦間の問題は職場のストレスと並ぶくらい大きな悩み事になっていることがあります。在宅勤務によって日頃はやり過ごしてきた家事の不公平に我慢できなくなった、という面もあるでしょう。そうした考え方の背景には家事は雑用であって、稼げるわけでもない、できればしたくない、との認識がないでしょうか。便利な家電製品が気軽に購入できることも家事は雑用との捉え方を助長しました。

家事を丁寧にすることで、前項で紹介した3Sに加えて、炊事や洗濯に集

夫婦で家事のメリットを話し合う

お互いの行動を変えるために

↓

雑用ではなく、没頭する行為として

愛情を行動で示すため

健康寿命の延伸にも有効

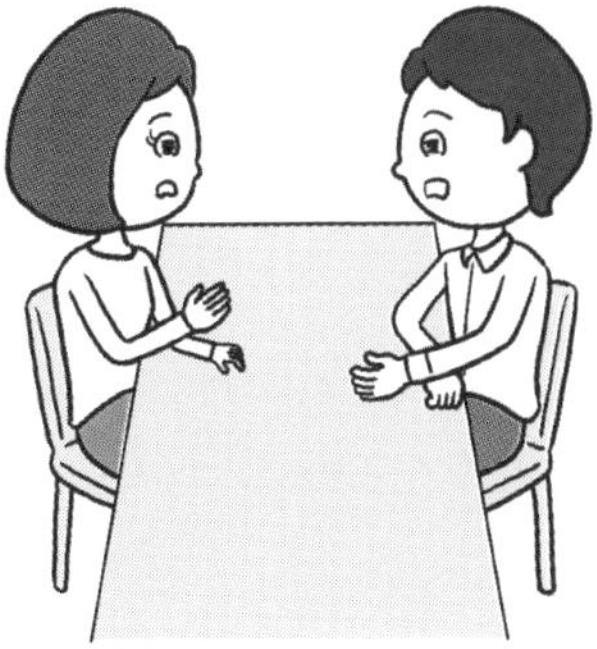

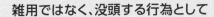

ここがポイント

家事には加齢で衰える心身の機能を保ち、高齢化社会で重視される健康寿命の延伸にも効果があります。

中し、没頭できるようになります。

心身のコンディションの改善によいとされる瞑想やマインドフルネスといった手法でも、呼吸や周囲の様子に集中し、没頭するよう心がけます。雑用だと考えている限り、納得しづらいかもしれませんが、集中と没頭の機会と捉えてみることもできます。

家事には各々工夫の余地が常にあり、その工夫自体を楽しむこともできます。知的好奇心を刺激する面もあり、毎日同じサイクルで生活リズムを刻むことができるメリットもあります。

高齢化社会では自らのことができる年齢の限界にあたる〝健康寿命〟が注目されます。加齢で衰える心身の機能の維持に家事は打ってつけなのです。

将来、共に高齢で生きる時に頼れる存在は配偶者です。〝愛している〟とか〝好きだ〟とか口にするのは簡単です。それを行動で示すことができるのも家事の長所ではないでしょうか。

Q.27

テレビもネットも新型コロナの情報ばかりで疲れるしウンザリです。

【44歳・男性】

A.

高度情報化の副作用で**多くの人は情報過多**になって、そのことで体調を崩す人もいます。自律的な生活リズムやよい習慣でコンディションを整えましょう。

私は医師としての素養を基に職場の健康管理からスタートして、人材の問題や危機管理まで、様々な課題について取り組み、学んできました。

そうした経験から見直してみると、健康管理や予防医学に関するメディアの情報は偏っていることが少なくないと思います。時には視聴者に伝えられるべき部分がカットされています。

背景には高度情報化によって生まれた商業主義やビジネス化の圧力があると思います。例えば民放テレビではスポンサーのために視聴率を最優先に考えるでしょう。ネットでは閲覧が収益を生むので、いかにユーザーにクリックさせるかに力を注ぎます。

そのため人命がかかり、また経済的な影響に苦しむ人が多い新型コロナの情報ですら、視聴者に分かりにくい形になっています。全体が見えない断片的な情報や情緒的な側面だけを強調す

■情報の流れから距離を置く

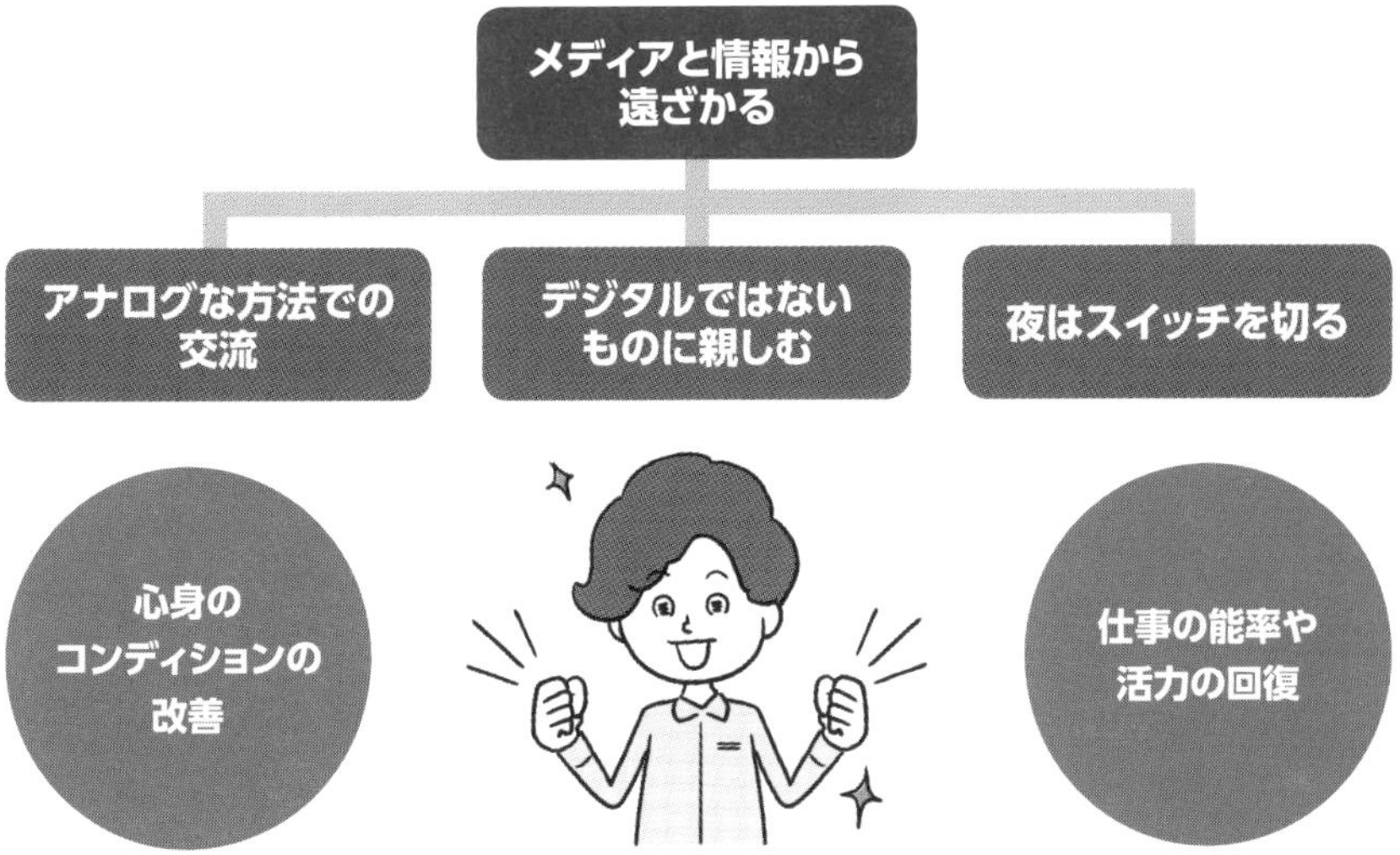
メディアと情報から遠ざかる
アナログな方法での交流
デジタルではないものに親しむ
夜はスイッチを切る
心身のコンディションの改善
仕事の能率や活力の回復

ここがポイント

新型コロナの情報は健康や命を守り、仕事や生活を維持するのに重要です。これからは情報リテラシーも大切にしましょう。

る内容になっていることもあります。

どのような分野の情報でも受け取る側が自律的に考え、自ら適切な情報を取捨選択する、情報リテラシーが求められる時代なのでしょう。

まず、テレビやネットの情報に囲まれる環境や暮らしになっていないかを考えてみてはいかがでしょうか。

インターネットの普及から20年あまりしか経っていませんし、スマホはもっと最近の話です。そもそも、それだけの情報の洪水の中に身を置く必要があるのかを、この新型コロナによる新しい生活様式の中で考え直してもよいのではないかと思います。

大切な人たちとの交流でＳＮＳを用いるのも大事であろうと思いますが、そうした媒体や情報と定期的に距離を置いてもよいと思います。睡眠をとるべき時間帯にはスマホもＰＣもスイッチをオフにして、情報の洪水から距離を保つ工夫も大切ではないでしょうか。

Q.28 在宅勤務で、日頃から反応が悪い部下にキレてしまいます。

【52歳・男性（管理職）】

A.

部下の人に対してネガティブな感情をむき出しに態度や言葉で虐げるとパワーハラスメントになってしまいます。**怒りを収めることを覚えましょう。**

まず、お考えいただきたいのは、「キレて部下につらくあたること」で何かが解決されるのか、ということです。一瞬は気が済むかもしれませんが、それで部下の方の行動が変わることはないのではないでしょうか。

新型コロナの流行拡大の前から、働き方改革の進行と共に職場のパワーハラスメントやセクシュアルハラスメントへの対策が、厚生労働省によって進められてきました。

こうした背景には世代間の考え方のギャップ以外に人権意識やプライバシーに対する考え方が広く受け入れられるようになってきたこともあります。また、高度情報化の一端ともいえますが、怒りに任せて部下を罵倒する上司の様子がネット等で流れる事態も象徴的な出来事です。

多くの管理職は男性が多く、昭和の価値観を引きずっていて、忖度といわ

怒りを感じた時の対処

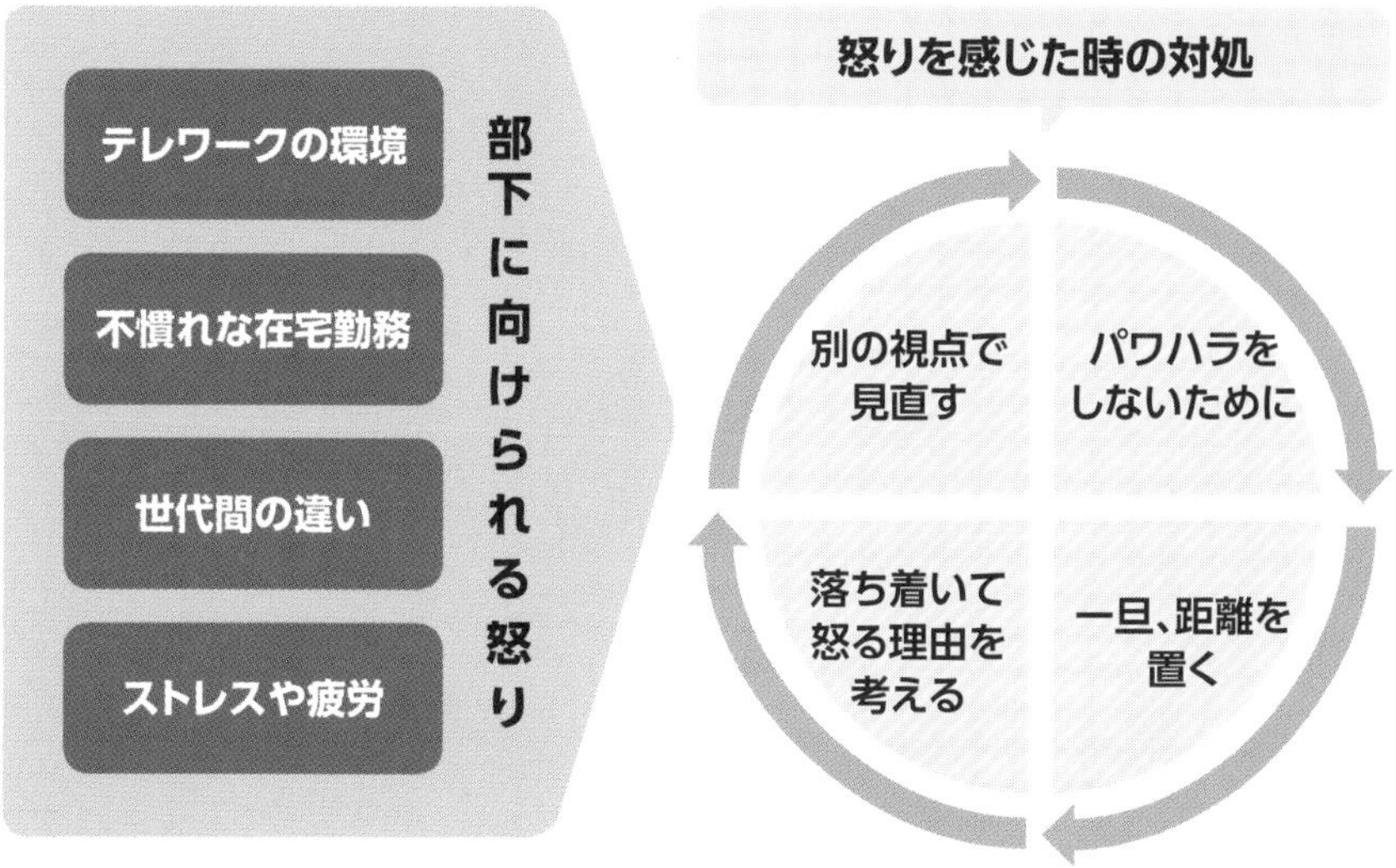

ここがポイント

キレてパワハラに及び相手がメンタルな不調になると精神障害の労災認定がなされたり、民事裁判で訴えられてしまうことがあります。

ないまでも気遣いを若手世代に求めている場合があります。

もしも腹が立って仕方ないと思うのでしたら、以下のことを考えてみたり、試みてはいかがでしょうか。

●**キレてしまった時には席を外す**

・怒りは脳内の反応なので、一定の時間を置くと一旦、収まる

●**なぜ、キレるのかを冷静に考える**

・怒りの背景にはしばしば高い期待がある。

●**改めて相手の立場に立ってみる**

・望まない結果になる背景を考える

そして、ご自身がキレやすくなっていないかも考えてみましょう。例えば、幹部や上司からプレッシャーを受けてストレスを感じているとか、新型コロナで業務負担が増えているとか、客観的に振り返ってみるとよいと思います。

心当たりがあるのなら、この章で説明した生活習慣の改善や物事の捉え方を工夫してみて下さい。

Q.29

新型コロナにかかってしまって、職場に迷惑をかけるのではと心配です。

【24歳・女性】

A.

なぜ、ご自身がかかると思うのか、それが職場の迷惑となるのかを冷静に見直してください。**かからない可能性と迷惑とならない結果も考えてみましょう。**

あ る出来事が起きた時に〝それが自分に関係がある〟と思う人と、〝そんなことは自分には関係がない〟と意識しない人がいます。

この第2章で楽観的か、悲観的かということにも触れましたが、ご自身が新型コロナにかかる高い可能性があると感じるのはなぜでしょうか。

また、まだ症状も出ていないのになぜ、会社や職場に迷惑をかけるなどと考えるのでしょうか。これらの質問を冷静に考えていただくと、おそらく理由がはっきりせず、捉え方が偏っていることが分かると思います。

特定の出来事があった際にそれをどのように捉えるのかを専門的には「認知」と呼びます。これが平均から偏っているとストレスを強く感じたり、メンタルな不調を感じやすくなったりすることがあります。

そうした傾向や癖を修正していくこ

捉え方の癖を見直す

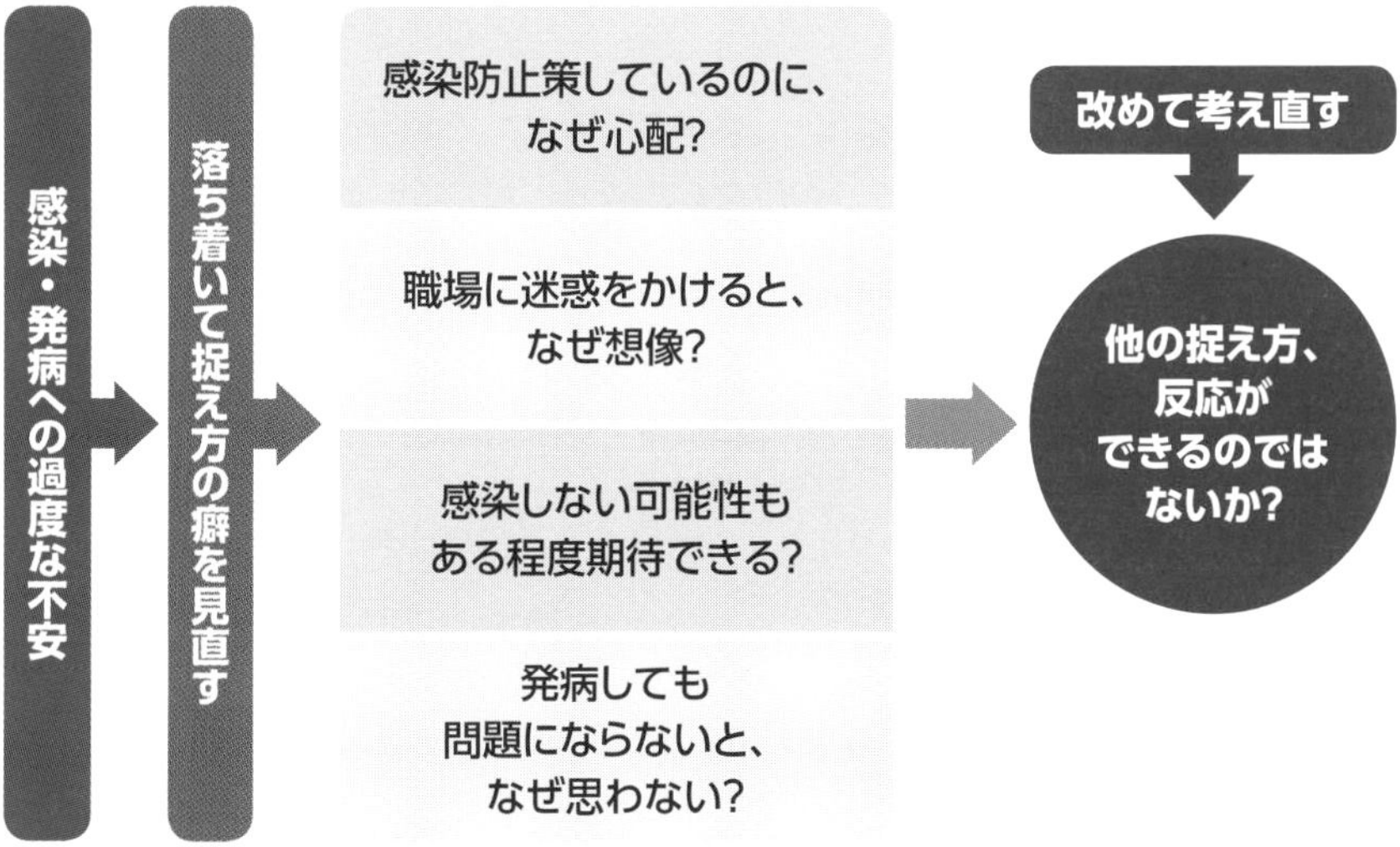
感染・発病への過度な不安
落ち着いて捉え方の癖を見直す
感染防止策しているのに、なぜ心配？
職場に迷惑をかけると、なぜ想像？
感染しない可能性もある程度期待できる？
発病しても問題にならないと、なぜ思わない？
改めて考え直す
他の捉え方、反応ができるのではないか？

ここがポイント

認知の偏りがあった場合にメンタルな不調を起こしやすいので、心配し過ぎて辛いならば専門家に相談してもよいでしょう。

とは可能です。一例として次のような手順でご自分の捉え方や反応を見直してみてください。

- **新型コロナの流行状況に応じた新しい生活様式に従い、三密を避け、手洗いや手指の消毒を真面目に行っても感染することが心配なのはなぜか？**
- **もしも、ご自分が感染したとして必ずしも発病するわけでないのに、また、その確率は低いのに、万が一症状が出て診断を受けた場合になぜ職場に迷惑がかかると想像するのか？**
- **感染しない可能性もある程度あるかも？と気軽に考えられないか？**
- **万が一、発病しても職場から心配してもらうだけで、問題視されることはないという可能性はどうか？**

過度に心配したり、訳もなくご自分を責める気持ちが強くなる状態は辛いことだと思います。そうした傾向や認知のゆがみを修正してくれる精神科医等に相談することもできます。

Chap 2 Summary

第2章　まとめ

新型コロナ禍による影響で不安を強く感じたり、イライラしたり、怒ったり、それによる喧嘩など、様々なストレス状況に対する心身両面からの対処法や幅広く習慣を改善するアプローチを紹介しました。

こうしたストレス状況は新型コロナの流行への懸念や新しい生活様式と呼ばれる平時とは異なる環境に付随する、いわば間接的な影響によるものが多いと思います。

ストレスを受けていることやその影響が必ずしもメンタルな不調につながるとは限りません。けれども上手く対処することは日常の元気を取り戻し、仕事やプライベートを充実させるのに役立ちます。

次の第3章では、予防にも役立つ、助けてくれる人を探すことと不調の目安や専門的な対応まで、解説を続けます。

第3章

心身の不調の予防と対応

新型コロナの流行は5月以降に一旦収束した後、
2020年の秋から冬にかけての再流行や拡大が懸念されます。
不自由な暮らしや仕事に耐え、 最終的に政府や自治体、
各専門家が終息したと宣言できるまで、
くじけずに過ごしていかなければなりません。
そのためにできることとして、 助けてくれる人や相談できる専門家を
なるべく確保しておくことが大切です。
また、 治療やケアを必要とするレベルの目安を理解して
早めに相談することや、 場合によっては適切な治療を受けられるよう、
ありうるケースについて
あらかじめ想定しておくことも大切です。

Q.30 新型コロナによる不安や悩みを相談できる人が身近にいません。

【55歳・女性】

A.

職場に**産業医や保健師、心理職**がいれば、あるいは**かかりつけ医**を作って、相談することができます。内容によって**自治体にも相談窓口**があります。

職場の健康管理を軸として産業医やコンサルティング、専門家の育成に携わってきた経験で、近年感じる課題は、単身で生活している人たちのことです。特に病気や悩みを抱えた時に助けが得られにくい点が心配です。

例えば政府と厚生労働省は働く人の高年齢化に従い、増加していくがんを持ちながら働く人のサポートを「治療と仕事の両立支援」と称して、推進しようとしています。

けれども精密検査からがんと診断され、入院して手術を受けたり、退院後も経過観察の通院を続けたりする場合に、助けてくれる配偶者や兄弟、親せきのいないケースが増えています。

もしも心臓病や脳卒中を起こしても救急車を呼ぶことができないとか、緊急入院の際の手続きをする人がいないこともしばしばです。

新型コロナで自宅待機や用意された

■ 支援を強化するアイディアを検討する

感染・発病した場合に単身者が抱えるリスク

- 心理的な支援がない
- 病院等の付き添いがいない
- 病院等の支払いがしづらい
- 自宅等で世話をしてもらえない

↓

具体的な支援の強化

- 緩和期間中の交流
- 職場の専門家への相談
- かかりつけ医を作る

ここがポイント

近くでなくとも両親や親戚が健在であれば連絡してみましょう。また学生時代のお友達とも連絡を取り合うようにしてみましょう。

宿泊施設、あるいは入院となった場合も不安な気持ちを電話やメッセージで聞いてもらうこと、必要なものを持ってきてもらうこと、あるいは送ってもらう術がない人もいます。

　不安や悩みを聞いてもらう人を今から見つけるのは簡単ではないかもしれません。しかしできれば、外出自粛要請が緩和され、新しい生活様式が推奨される中で、信頼できる身近な友達や趣味の仲間を見つける努力をしていくのがよいと思います。

　また、身体の病気だけでなく、不安やストレスについて、職場の健康管理の専門家、例えば産業医や保健師、あるいは心理職がいるならば「健康相談をお願いしたい」と窓口となる職場の方に予約を頼んでみましょう。

　お住まいの地域にかかりつけ医を作っておくこともお勧めです。心身の問題について、長く相談できる医師や医療機関を確保するとよいと思います。

Q.31

新型コロナで困っていることを彼に上手く打ち明けられません。

【26歳・女性】

A.

自分の気持ちを正直に伝えることは、今後の生活でも心身の健康を保ち元気に過ごすためにも大切です。**伝えたいことを書き出し**、練習を始めましょう。

日

本では「本音と建て前」という言い回しがあるくらい、礼儀正しさが求められる一方で、自分の気持ちを抑え込み耐えることが美徳であるかのような雰囲気があるように思います。

コンサルティングや研修の仕事で出張中の列車等で見かけるのが、夫婦と思われるカップルが着席してから互いに別の方向を向いて無言でスマホを眺める様子です。以心伝心なのかもしれませんが、そうした時間は旅行中でも決して楽しいものではないのでは？と他人事ながら心配になります。

日本各地を訪問し自治体等の方々と交流した印象では女性活躍が謳われる一方で男尊女卑の傾向には地域差があります。結婚後、互いに精神的な距離が遠くなり、そのことで悩む人がたくさんいることも見聞してきました。

恋人同士であれば場合によって親御さん、兄弟よりも近しい間柄ということ

■ 伝えることを計画し、練習する

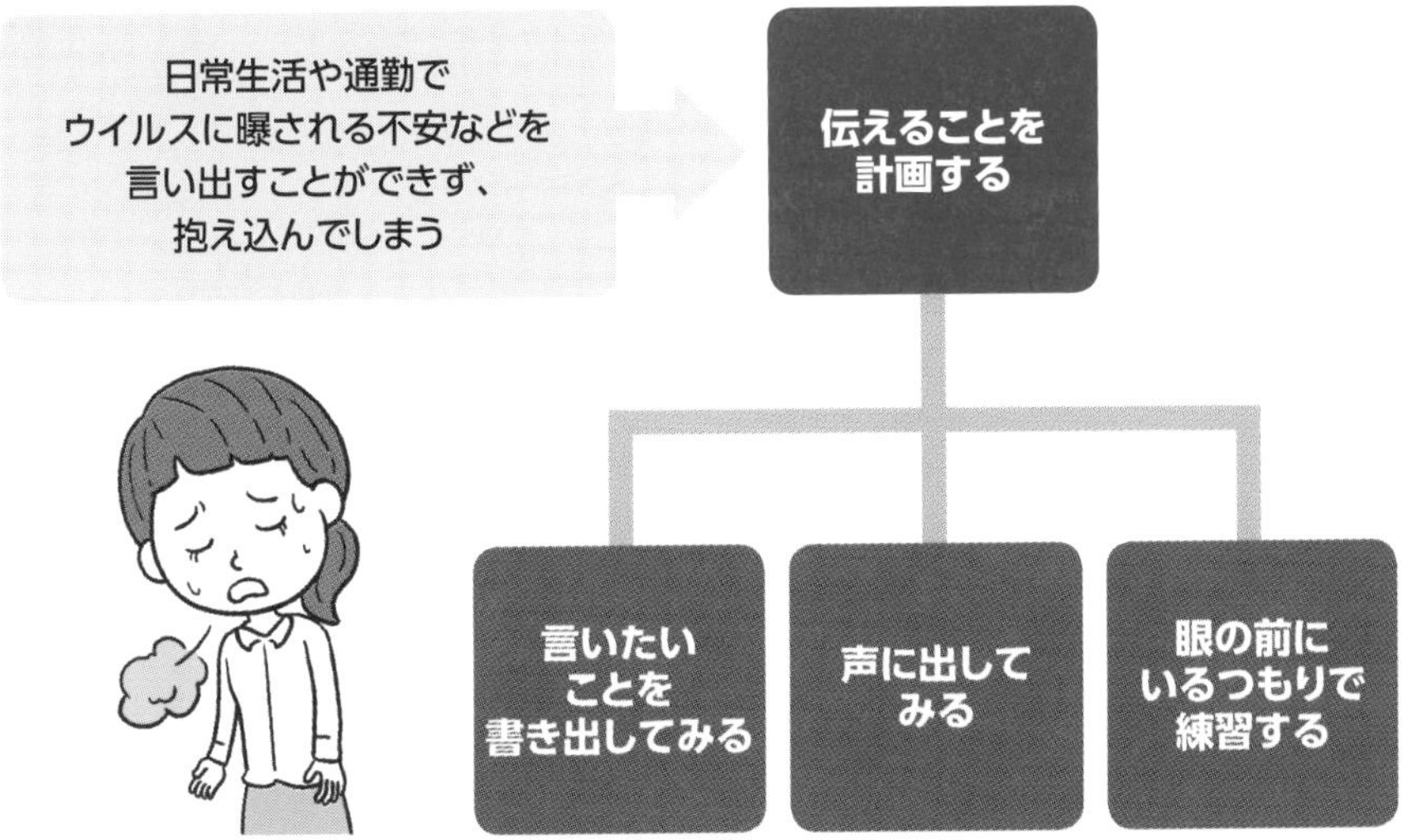
日常生活や通勤で
ウイルスに曝される不安などを
言い出すことができず、
抱え込んでしまう
伝えることを
計画する
言いたい
ことを
書き出してみる
声に出して
みる
眼の前に
いるつもりで
練習する

ここがポイント

新型コロナのような危機や困難に直面するときに助けになる関係は言いたいことが言える間柄が前提です。

ともあるでしょう。親密であるべき間柄で困りごとを打ち明けられないのは悩み深い事であろうと思います。

　自分の気持ちを上手く伝えられない背景には、そうした練習を子供時代からできていないこと、自分に自信がないと感じていることや正直に伝えることを両親や先生たちが勧めてくれなかったことがあるのかもしれません。

　欧米の研究では上司と部下の距離、つまり言いたいことが言えるかどうかで、職場の健康度を計ったり、そのことが心身に与える影響も課題として挙げられたりしています。

　共に暮らす段になっても言いたいことを言えない状態が続けば互いの関係を難しくします。長期的に健康にかかわる問題につながる可能性もあります。

　まずは伝えたいことを書き出してみて、自宅でそれを伝える練習を何度もしてみましょう。そして困り事として素直に伝えてみて下さい。

Q.32 新型コロナへの対応を職場で話し合いたいと思っているのですが……。

【48歳・男性（管理職）】

A.

健康に関連する職場環境や対策を話し合う際には短所を列挙するのではなく、**長所を挙げてそれをさらによくする**、という流れで話し合いましょう。

新型コロナの流行や一旦の収束、そして懸念される再流行やその拡大等、折々の段階に合わせて、管轄部署に任せきりにせず、自部署で対策を考えるのは、とてもよいことだと思います。

上司として新型コロナの今後の動向に合わせた対策を考える意向を示すことは部下の方々にとって不安やストレスを軽減する効果もあるでしょう。

話し合いで特にメンタルヘルスの面から注意したいのは次の点です

- **話し合いの場ではもっぱら聞き役に徹するように心がける**
- **問題点を話し合うより、これまでのところでよかった点を共有する**
- **責任を問う意見は出さず、改善の提案を促すようにする**
- **出てきた意見を計画的に実行し、定期的に見直すようにする**
- **物理的に難しい提案に対しては、できない理由を客観的に説明する**

■ 話し合いの際の注意点

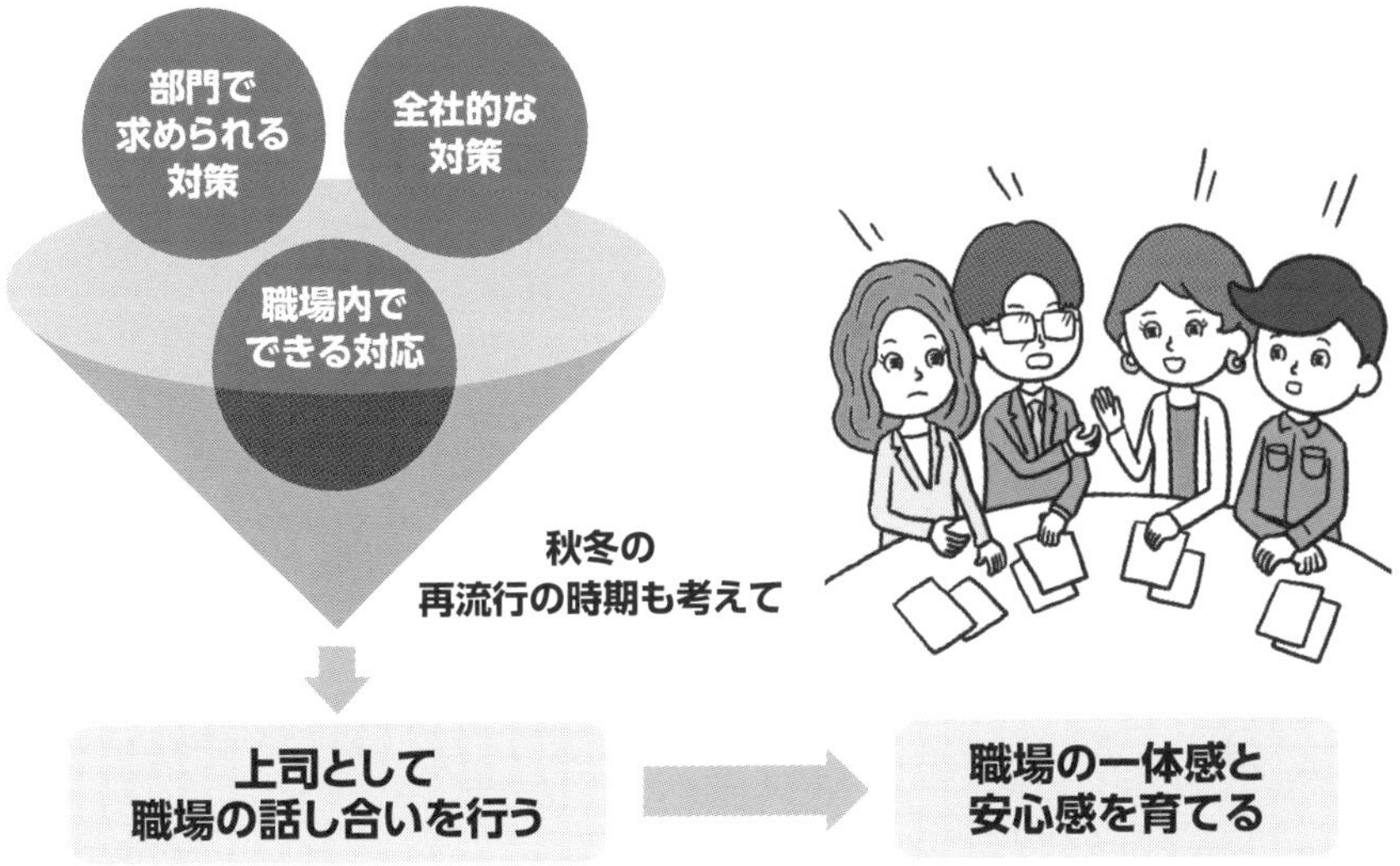
部門で求められる対策
全社的な対策
職場内でできる対応
秋冬の再流行の時期も考えて
上司として職場の話し合いを行う
職場の一体感と安心感を育てる

ここがポイント

新型コロナへの対策を職場で話し合う場合には、細かな事柄よりも一体感の醸成を優先しましょう。メンタルな不調の予防にも役立ちます。

これらはメンタルな不調の未然防止のために義務化されたストレスチェックの結果を職場単位で集計、分析し、それを基に職場のストレス状況を改善する「職場環境改善活動」におけるポイントを応用したものです。

上司として心がけたいのは、新型コロナによる不安や困りごと、ストレスを部下の人たちが素直にそれを口にできたり、提案事項を意見できたりするように配慮してあげることです。

上司の知識や経験は部下の人たちより豊富で提案の是非も判断しやすいと思います。しかし、個別の意見を上司の目線で評価すると、部下の人たちはそれを気にして素直な意見を言わなくなります。話し合いをする際には、出来栄えのよい対策を作るよりも、職場の一体感や安心感を育てることに集中して下さい。そうすることで、部下の人たちが発熱等の症状が出ても躊躇なく申告できるようにもなります。

Q.33

新型コロナで入院したらどうなるのか、不安で仕方ないです。

【33歳・男性】

A.

就業規則や社内規程を調べて、**病気による休みや復帰の手続きを確認**してみましょう。窓口となる人事や総務の担当者の方に尋ねてもよいと思います。

これまで健康で毎日過ごしてきた人にとって病気にかかったり入院したりする状況は想像し難いものです。

職場の健康管理では新型コロナに限らず、季節性のインフルエンザ以外に、腰痛や動脈硬化による病気、あるいはがん等の病気によって、様々な検査、診断、入院や療養のために、働くことができない人が発生するのは、珍しいことではありません。

多くの職場ではそうした場合に休職や休業の手続きを決めているものです。また、長期の休職となった場合に健康保険組合から支払われる、給与に代わる傷病手当金の申請手続きを手伝ってくれることもあると思います。

そうしたルールは、新型コロナにかかった際の助けになるだけでなく、精神的な負担を軽くするのに役に立つ、いわば資源のようなものです。

ですから、是非これを機会に職場の

■職場の手続きと専門家を確認する手順

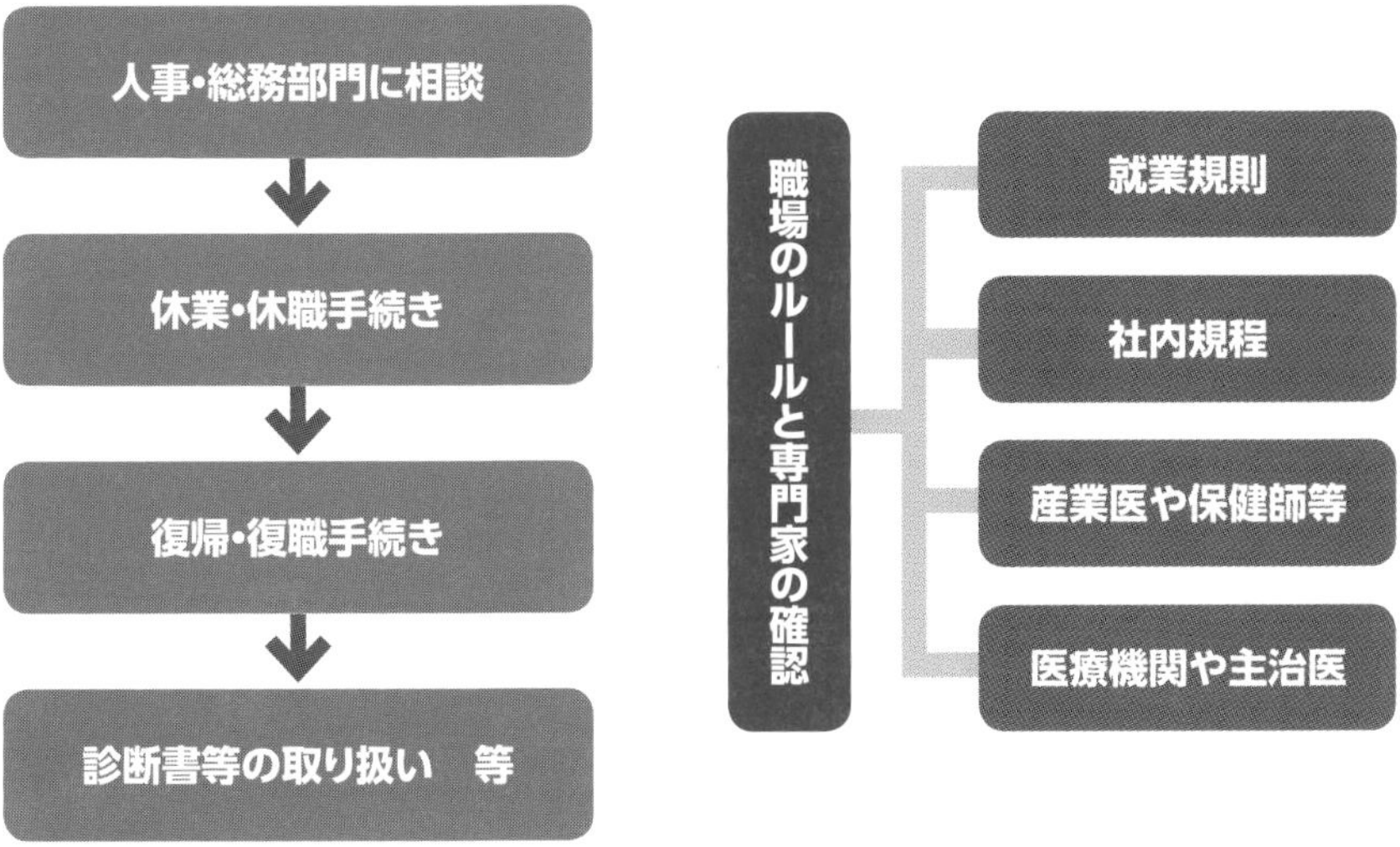

ここがポイント

新型コロナによる入院から復帰する際のルールでは検査が陰性で、他の人に感染させないことの確認も含まれることになります。

ルールを確認してみるとよいでしょう。

また、ルールに従い、診断書を提出する手続きに関して窓口となる人事や総務部門の担当者や責任者の人たちがいるはずです。今、病気にかかっているわけではなくても、心配な点があれば問い合わせて、手続きや注意点を教えてもらってもよいと思います。

職場によっては人事部門の関係者は人事上の秘密を知っていて、評価したり、配置転換を行ったりするので、距離を置こうとする人がいます。

実際に担当する人たちは人材採用や給与等の処理、働き方改革関連法の対応に忙しいものです。病気だけでなく親の介護問題を抱えた従業員を陰で支援していることも少なくありません。個人情報やプライバシーにもあたり、表には出にくい面もあります。

入院等した場合のルールや窓口が分かったら、同僚の人たちにも話して共有していただくとよいと思います。

Q.34 新型コロナが不安と話したら、カウンセリングを勧められました。

【32歳・女性】

A.

不安やその影響をまず専門医に診立ててもらい、**カウンセリングの必要性を判断した上で**適切な専門家を紹介してもらうのがよいでしょう。

カウンセラーという言葉は日本で定着していますが、メンタルな不調を解消することは簡単ではなく、場合によって長い道のりになります。

カウンセラーと称する人の持つ資格や経験も様々で、公認心理師や精神保健福祉士のような国家資格、専門医療機関で活躍する臨床心理士以外にも様々な民間資格があって、一括りにできないところがあります。

職場のメンタルヘルス対策に関わってきた印象では、日本の職場におけるカウンセリングは位置づけや取り扱いが不明確なまま、何となく行われていることが少なくないと思います。

参考までにアメリカでは職場のメンタルヘルスを含む問題はEAP（従業員支援プログラム）の専門家に相談できます。専門家の多くは心理学やソーシャルワークの修士以上の学位を持ち、加えて相当な経験を有します。

■カウンセリングの必要性を判断し、取り組む手順

カウンセリングの要否を考える

↓

専門医の診断を受け、その必要性も判断してもらう

↓

必要と判断されたら、専門家を選ぶ

↓

一緒に目的・目標を決める

↓

ただ聞いてもらうよりも、捉え方や行動を変えていく努力を！

ここがポイント

カウンセリングを受ける際には、医学的な素養が確かで問題の解決までしっかりとサポートしてくれる専門家を選びましょう。

カウンセリングを受けようと思うのであれば、その理由、目的そして目標を改めて考えた方がよいと思います。

- **ただ聞いてもらいたいだけなのか、深刻な問題を解決したいのか？**
- **問題が解決できたと考えることができる、最終的なゴールは何なのか？**
- **自分の問題点を一度は精神科医に診立ててもらっているのか？**

信頼できるカウンセラーであればクライアントにあたる相談者の問題を医学的な面を含めて、ある程度評価できなければなりません。より積極的な治療が必要であれば、そうした専門医への紹介まで面倒を見ることもできなくてはなりません。

カウンセリングを勧められた場合には、意図と考え方をしっかり確認してみた方がよいと思います。カウンセリングは一方的に話を聞いてもらって気持ちが晴れるようなものではなく、受ける側の努力も要する行為なのです。

Q.35 新型コロナへの恐怖で通勤電車に乗れなくなってしまいました。

【24歳・男性】

A.

列車内で動悸や冷感、息苦しさ等が突然起きて、最寄りの駅で降りてしまって通勤ができないような場合には、**パニック障害等の不調の可能性**があります。

首

都圏で電車やバスで通勤する際、往復とも満員に近い状態も少なくないと思います。地方都市ではそれほどでもないですが、東京や近隣の県、大阪、兵庫等では新型コロナの流行前から、気力も体力も要することと思います。

新しい生活様式が推奨されるようになっても、テレワークや在宅勤務には移行できない業種や職種もあります。三密を避ける方針とは裏腹に密集、密着、密接を伴う通勤は感染を心配してストレスを感じるのも当然でしょう。

新型コロナへの恐怖を引き金として満員電車に乗ることができないという不調は起きえます。営業先で暴言を受けたり、車内で痴漢に遭遇した場合も同様ですが、電車やエレベーター内、社屋で様々な症状を繰り返すパニック障害となるケースがあります。

パニック障害の患者さんは動悸やドキドキ感、発汗、身震い、息切れや窒

産業医等の専門家に相談する手順

発作的な強い症状

動悸～ドキドキ
発汗～ダラダラ
めまい～フラフラ
息苦しい～パクパク

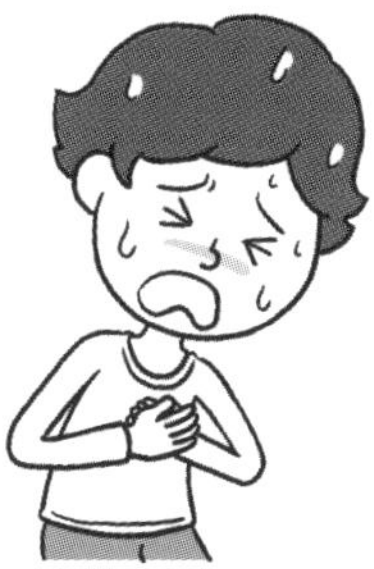

繰り返すとパニック障害の可能性

専門家への相談
↓
治療の要否の評価
↓
専門医への紹介・受診
↓
就業上の配慮に関する意見と仕事の調整

ここがポイント

産業医や保健師等の専門家に相談し、専門医を紹介してもらい、仕事の調整も助けてもらうこともできます。

息する感じ、胸の痛み、吐き気やめまい、果ては死んでしまうのではないかという恐怖まで感じると訴えます。

日本では法律的に「就業上の措置」や「安全配慮義務」といった職場の健康管理に関するルールがあります。具体的には心身の健康に問題を抱えた従業員が仕事を通じて、それを悪化させないように職場側は配慮する責任があるというわけです。

強い症状を感じているのであれば、無理に我慢せず、職場の産業医や保健師、あるいはかかりつけ医があれば相談してみるとよいと思います。その上で専門的な診察を受けてみることをお勧めします。職場での配慮を求めることを医師に助言されたら、診断書等の文書に記載してもらうとよいでしょう。

もしも症状が安定しない場合には一定期間、自宅療養などして、回復を待ちます。そのことも診断書や意見書に書いてもらうことができます。

Q.36 外出自粛が始まり夫の落ち込みがひどく意欲がわかない様子です。

【40歳・女性】

A.

落ち込みや意欲の低下によって**仕事や日常生活に支障が出ている**のであれば、かかりつけ医等に相談し、専門医の診察を受けてみるとよいと思います。

精神科で取り扱うメンタルな不調には、一般にも知られるようになったうつ病のような病気が含まれます。

まず、うつ病ではないか、と素人目で診立てたりしないように注意することです。それよりも、ご主人の日常生活や仕事でこれまでにない支障が出ていないかを確認してみましょう。

例えば内科や外科といった診療科には、痛み等の症状や健診や検診で精密検査を勧められた結果、患者さんは受診します。けれどもうつ病等を持つ患者さんたちは、落ち込みが酷いからという理由だけで精神科のクリニックに受診するわけではありません。

うつ病では、普段は穏やかな人が酷く苛立ち、落ち込みや興味がわかないとか、何をするのも億劫で食欲がなく、家事ができないとか、仕事に集中できない、不眠がひどくなって就業時間に遅刻する等の状況が起きます。

■外出自粛要請で環境が変化する

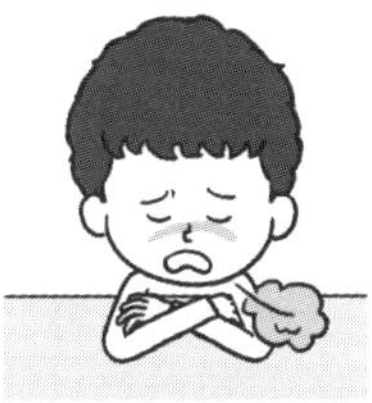

ふさぎ込んでいる

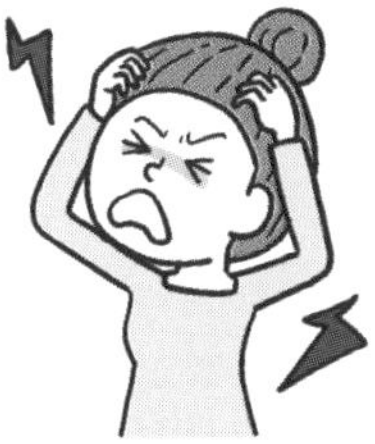

イライラして
怒りっぽくなる

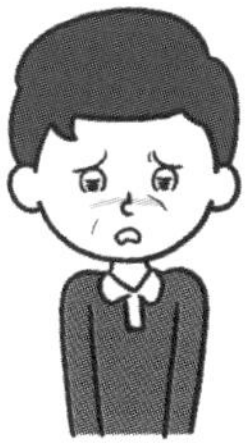

いつもの元気がない

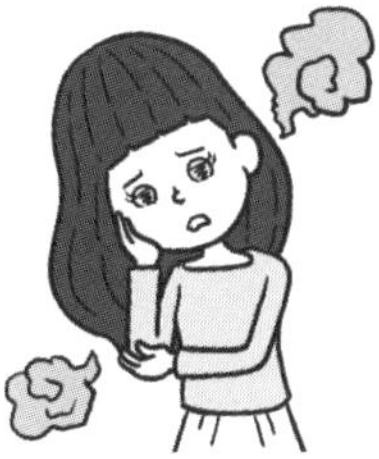

不眠や
食欲不振を起こす

心身の状態が悪化する

↓

行動も変化する

↓

日常生活や仕事に支障が出る

↓

『事例性』として捉える

↓

本人との対話を検討する

日常や仕事における支障をメンタルヘルスの専門家は「事例性」と呼びます。この支障を理由にご主人と落ち着いて対話してみるとよいと思います。

その場合に「病気みたいだ」と言う必要はありません。まず、生活に支障が出て、過去にはなかったことであると問題意識を共有します。その上で、支障を解決するには念のため体調を確認すること。つまり医療機関に一緒に行くことを提案してみるのです。

メンタルな不調を抱えた人は病気の自覚（これを病識と言います）が乏しく、これも特徴であるとされています。

説得しようとしても、反対に症状としてのイライラも手伝って怒り出し〝気分を変えれば大丈夫。病人扱いするな！〟などと反論して、なかなか同意してくれない可能性があります。けれども、もしもメンタルな不調があれば気分を変えたくらいでは問題は解消せず、元のままの状態が続くのです。

うつ病の配偶者を見守る時の注意点

配偶者やご家族がうつ病かもしれないと感じた場合、同意するまで何回か対話して、医療機関を受診することを勧めてみましょう。できれば最初から精神科がよいのですが、ご本人が嫌がるようなら、内科等のかかりつけ医に一旦お願いしても構いません。

20世紀の頃に比べて精神的な病気に対する差別や偏見は和らいできました。けれどもご本人の抵抗を覚える気持ちも尊重してあげましょう。

精神科では多くの場合に電話で予約を取ります。かかりつけ医があれば、少し費用がかかりますが、精神科に紹介状を書いてもらうこともできます。

初診といって初めての診察の際には少し先の日にち、例えば2週間先等の予約になることが少なくありません。お仕事をお休みして、できれば同行してあげるとご本人もリラックスして受診しやすいと思います。

同行できるのであれば、ご主人の様子が変わったタイミングや先ほどの事例性に関する出来事等をメモにまとめて、専門の医師とお話しができた際の準備をしておきましょう。

初診の場合、最初にご主人だけが問診を受けることが多いと思います。夫婦であっても医師はプライバシーを尊重するためです。その後、診察室に呼ばれた際にメモにまとめた内容をお話しするとよいと思います。

良心的な医師であれば初診は、30分は軽くかかり、1時間以上要することもあります。さらに一度では診断をつけずに通院しながら確定していくこともあります。いずれにしても、急がず慌てず、経過を見守りましょう。

うつ病のような診断を受けた際に事例性が明らかであれば自宅での療養を勧められる可能性が高いと思います。

ご主人に勤め先があれば1カ月等の一定期間、自宅療養を要する旨の診断書を発行してもらいましょう。その場合も若干の費用がかかります。

多くの場合に内服薬が処方されます。通常飲み始めてすぐに効果が出るわけではありません。2～3週間続けてから主治医が次の診察のタイミングで効果を判定します。ご心配とは思いますが、ご主人に毎日、良くなった？などと尋ねたりしないようにしましょう。

うつ病で症状が強い時には記憶力が落ちていることもありますから、服薬を助けてあげるとよいと思います。

うつ病は意欲だけでなく、食欲が落ち、睡眠も悪くなります。毎日の体調に合わせて、のんびり過ごさせてあげましょう。また、お酒は経過を悪くするので、控えるようにアドバイスしてあげてください。うつ病の場合の経過は週単位や月単位の長いものなので、焦らずのんびりと構えてください。

■ 対話から受診までの流れ

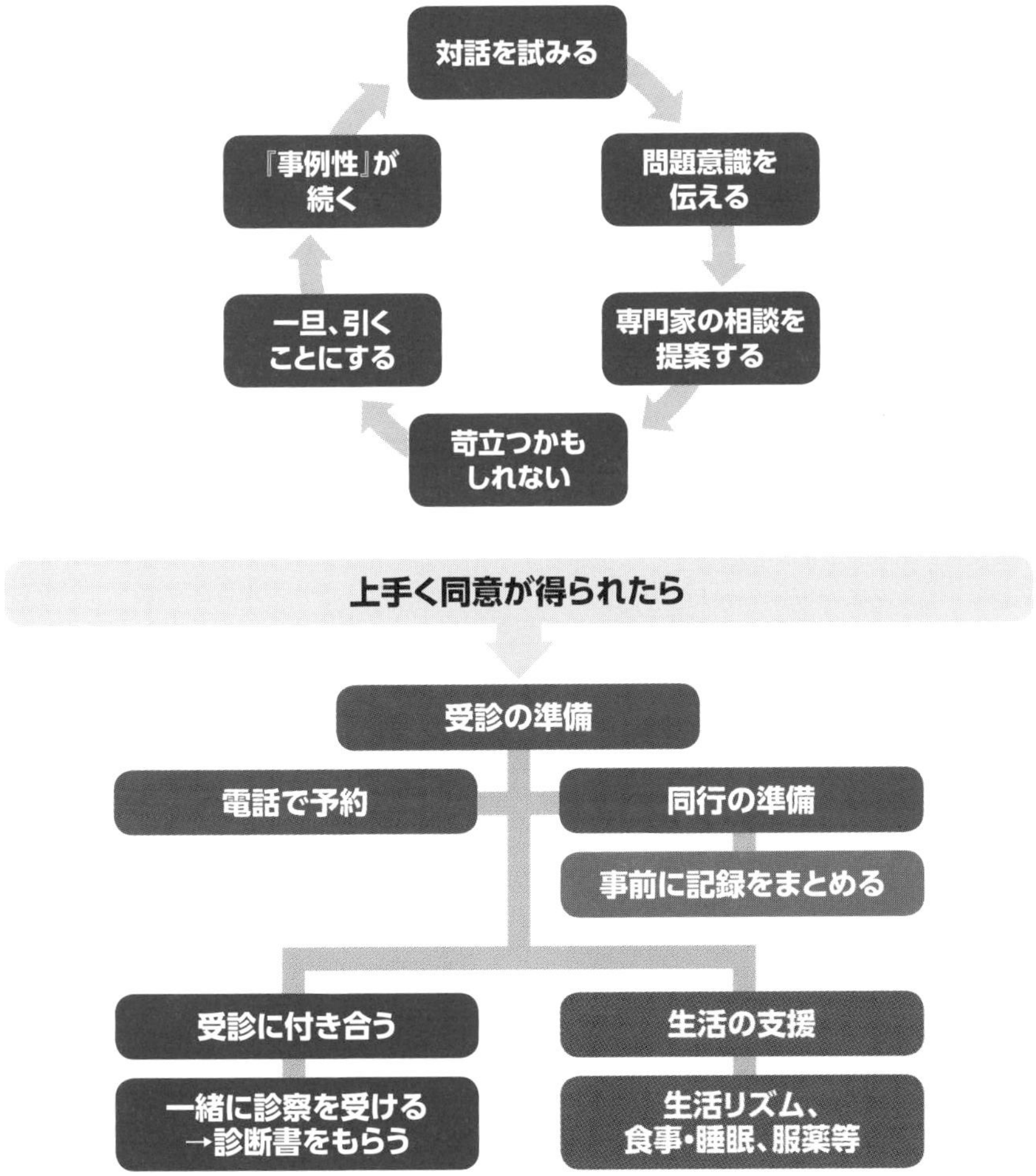

ここがポイント

うつ病では長期的な経過が少なくありません。急いで治そうとするのではなく気長に付き合っていきましょう。

Q.37

介護施設に就職した娘が新型コロナの影響で適応障害になりました。

【58歳・女性】

A.

入学や就職、転勤で**新しい環境に慣れることができず**、それが高じると**心身の症状が続き**、行動上の問題につながることもあります。

そもそも、介護を要する高齢者等のお世話は心身の負担が大きいお仕事であろうと思います。新卒で働く場合には仕事を覚える前に職場に慣れるだけでも、ストレスがかかることでしょう。

平時でも入学や就職、転勤や異動に伴い、場所や人間関係の大幅な変化に伴って、ストレスを感じるものです。プライベートでも結婚はおめでたいことですが、一緒に暮らす新しい環境に互いに慣れずに家事もできないといった苦しい体験をするカップルもいます。

新しい環境でストレスを感じて多少、落ち込んだり、何日か眠れなかったりしても問題はありません。

しかし、出勤ができないとか、遅刻や早退をしてしまうとか、仕事中に問題が起きると、先述した事例性が生じたと考えられます。娘さんの「適応障害」はそうした経過や状態を反映する専門医による診断名です。

■ 適応障害を発症する経過と対応

慣れるまででの緊張状態や軽いストレス

↓

若干のイライラ、数日の不眠、体調の悪さ等

↓

落ち込み、腹痛、めまい、持続する不眠等

↓

遅刻、集中困難、欠勤等が現れる
→事例性が明らかに…

本人と家族で相談

職場から一時的に
離してあげる

知識やスキルの習得

専門家への相談

職場の人たちとの連携

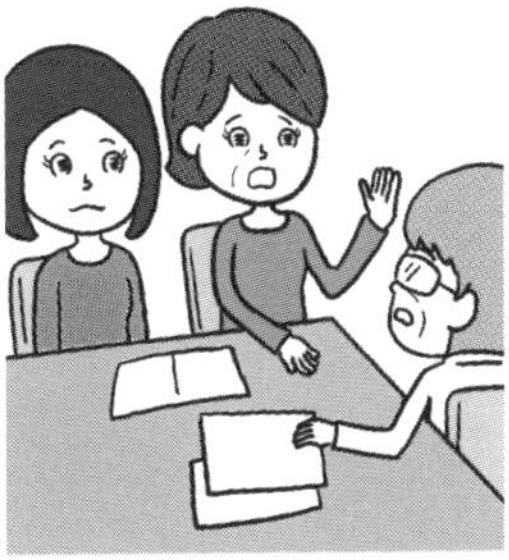

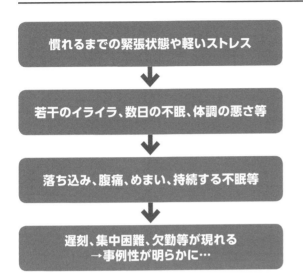

ここがポイント

適応障害を経験する人は人口の1割に及ぶ可能性もあり、がんの患者さんでは3人に一人という調査もあります。

適応障害の場合、新しい環境や人間関係といった状況から3カ月以内に強い症状が出ます。また、そこから離してあげると半年以内に状態が改善すると考えられています。ですから、一時的にでも実家等で就職先の介護施設から距離を置いてあげることが大切です。

介護施設は高齢者や持病を抱えた人が、入所や通所をしています。そのため新型コロナの流行に伴って、上司や先輩の人たちは入所者の家族からプレッシャーを受けたり、自分たちが感染させてしまうことを恐れたりして、新人の娘さんに対して厳しすぎる要求があったのかもしれません。

特定のスキルや人間関係の問題を解消する術があるなら、実家に戻っている間に、改善を試みることができます。

無理をし続けることで悪化する可能性もあります。治療を受けつつ、親御さんから主治医や職場の方々と今後について、相談してもよいと思います。

Q.38 重症化した方のケアをしていた新人看護師の妹が不調を訴えます。

【28歳・男性】

A.

経験のない過酷な状況を経験することによる、**心的外傷に伴う不調の可能性がある場合**には、適切な診断、治療や療養を必要とすることがあります。

安 全で平和な平成、令和の時代に暮らす我々は凄惨な事態を日常生活で経験することは稀です。一方で医療現場では怪我や病気によって、一般の人が見ることの無い場面が常に展開されています。

経験の浅い医療従事者の中には個人差がありますが、そうした場面を経て、「心的外傷」と呼ばれるいわば〝心に深い傷〟ができてしまったような状態になる人がいます。

新型コロナの流行に伴い医療機関における院内感染が危惧されるところもあります。加えて症状を呈さない感染者の方が別の問題で受診した結果、診療中に感染してしまう恐怖に耐えている医療関係者も少なくありません。ご自身の家族に高齢者や持病を抱えた人がいれば尚更です。

心的外傷は珍しいものでなく、地震や津波、台風、風水害といった自然災害の経験や交通事故や労災事故、火災

■ 心的外傷に伴う不調の経過と対応

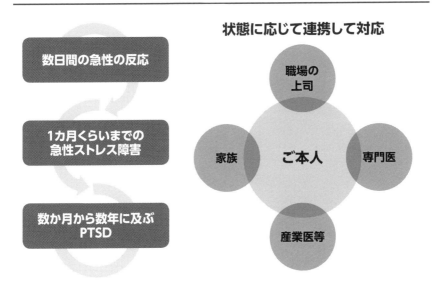

状態に応じて連携して対応

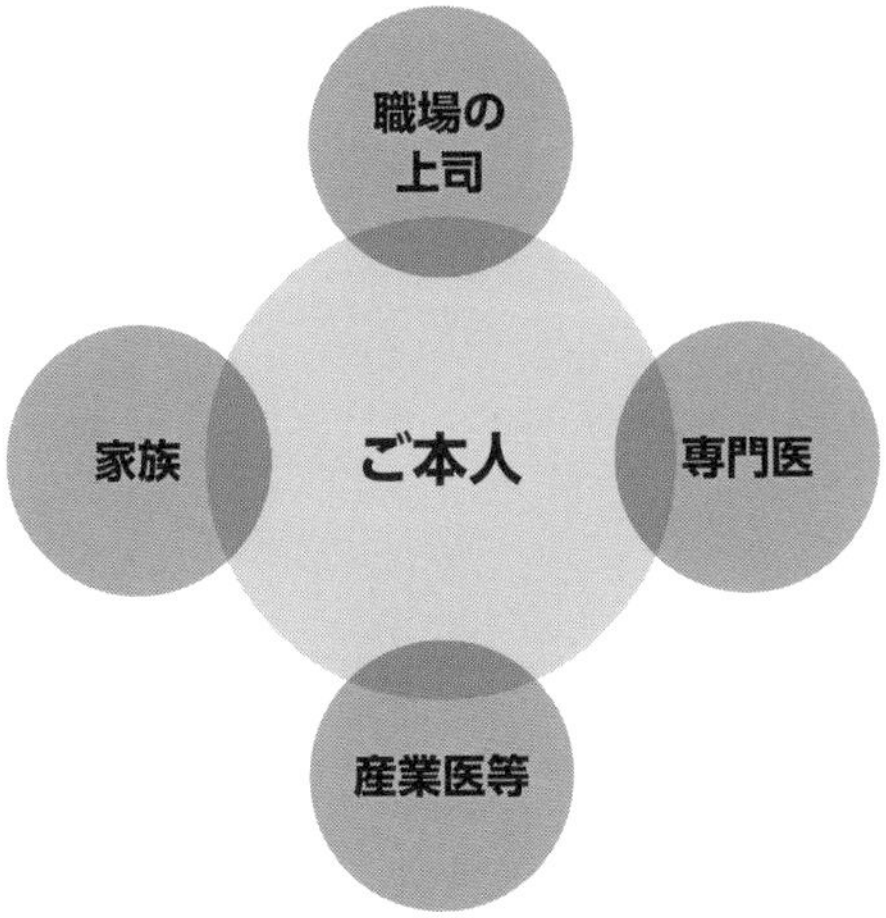

ここがポイント

PTSDでは悲惨な体験が繰り返し思い出され、その場所等を避け、ネガティブな思考や怒りが続きます。

や爆発事故あるいは犯罪被害や虐待を受けた場合にも生じます。

酷い経験をした後には、多くの人が急性のストレス反応を経験します。恐怖したり、眠れなくなったり、食欲がなくなり、ボーっとして仕事や家事が手につかなくなったりします。

多くの人は数日で平常の状態に回復しますが、こうした状態がそれ以上ないし数週間、場合によって数か月からより長期間に及ぶことがあります。

1か月ほどで回復した場合には急性ストレス障害、より長期になった場合に心的外傷後ストレス障害（PTSD）と診断されます。

妹さんが医療機関に勤めておられるのであれば、看護師長等の上司の方に相談して、病院の産業医や精神科の担当医の方に診てもらうことができるでしょう。適切な治療を受けながら、一時的に療養するなどして、回復と職場復帰を目指すとよいと思います。

Q.39 窓口業務を担当する妻が手洗いを止められず、当惑しています。

【35歳・男性】

A.

新型コロナの感染の恐怖をきっかけに**強迫性障害となっている可能性**があります。念のため専門医の診察を受けるのがよいでしょう。

新型コロナウイルスはまだまだ医学的に未解明な部分が多く、これに対して決定打となる治療法やワクチンが未だに開発されていないことから、多くの人が恐怖を感じています。

さらに、ご相談の奥さんの場合は窓口業務を通じて、不特定多数の方と接してきたことでしょう。毎日のように感染する恐怖を覚え、感染してしまった場合のことをすごく心配されてきたのではないかと思います。

あるいは、そうした職責を担う責任感から徹底した手洗い等の感染防御を続けてきたのかもしれません。

ところが、帰宅後の手洗いも回数や費やす時間の度が過ぎれば、ご主人としては〝どこかおかしいのではないか？〟と心配になることでしょう。

特定のことを考えることが止められず、それを解消する行動も止められない状態は、程度によって「強迫性障害」

■強迫性障害の疑いがある場合の対応

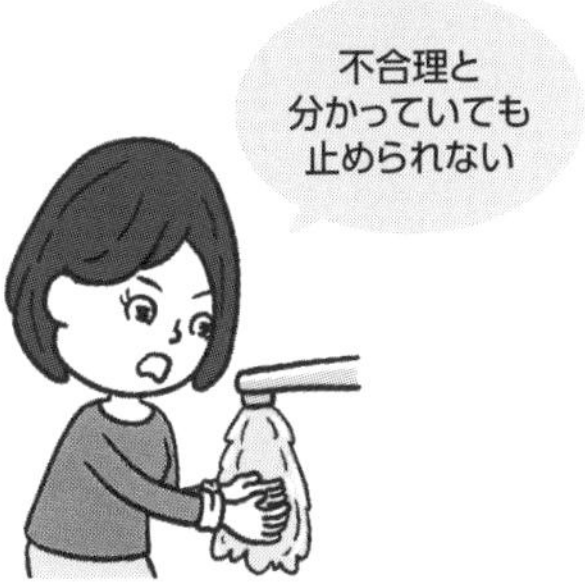

“おかしいぞ、やめろ！”とは言わない

対話を行い 困っていることを聞く	問題意識を共有し、支援を表明する

↓

“病気ではないか？”とは言わない

困っていることを 相談する、という目的	専門家に念のため、診てもらう、という目標

↓

“自分で全てなんとかしろ!”とは言わない

電話予約等を手伝う	時間を作って 受診に付き添う

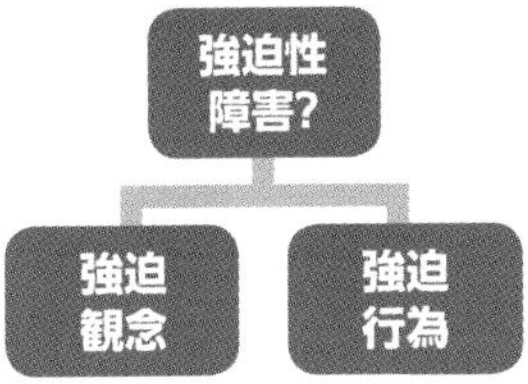

ここがポイント

強迫性障害による手洗いとなると、それに1日のうちに1時間以上も費やすことになります。

と診断されることがあります。

そして問題点は次のようにまとめることができます。

●**強迫観念**

継続して、繰り返される考えや心配事等があり、不安や苦痛を伴う。

〝ウイルスが手に付いている〟

●**強迫行為**

その不安や苦痛を防いだり、和らげたりする行動が止められない。

〝手洗いを止められない〟

家事もそっちのけで洗面所にこもって手を洗っている様子を見て、ご主人が理屈を言ってたしなめたり、感情的に怒ったりすると逆効果となります。

お仕事は何とかやり遂げて、通勤できているのであれば、ご本人も問題意識があることが少なくありません。

気分の落ち込みや睡眠に問題がないかを優しく尋ねてあげましょう。そして事例性にあたる事項を話し合い、専門医の受診を勧めてあげてください。

Q.40

新型コロナでうつが再発した夫が復職したいと言っています。

【42歳・女性】

A.

復職するに際は通勤が安全にでき、仕事にも集中できることを確認し、復職後にも**通院と内服治療を欠かさず、体調の変化にも注意が必要**です。

新型コロナのようなストレスの影響や、日照時間のような季節的な変動で、うつ病を持つ患者さんの症状は変化します。

一方で、メンタルな不調で休職中の働く人は次のような理由で回復が不十分でも復職を焦りがちになります。

●経済的な心配

残業代や手当が出ないことや長期になるとボーナスがもらえないこと

●居場所がなくなることの不安

休職中の間は自分がいなくとも職場の仕事が回っていると考えがち

●同居家族との関係や居心地の悪さ

自宅にいる理由や自分の状態をお子さんや両親、配偶者に説明できない

●ご近所の目が気になる

平日に在宅していることがばれて、噂をされている（と感じる）

これらの理由は切実なものです。ところが、回復が不十分な状態で復職すると、当初は我慢できるのですが、そ

■「職場復帰支援プログラム」の流れ

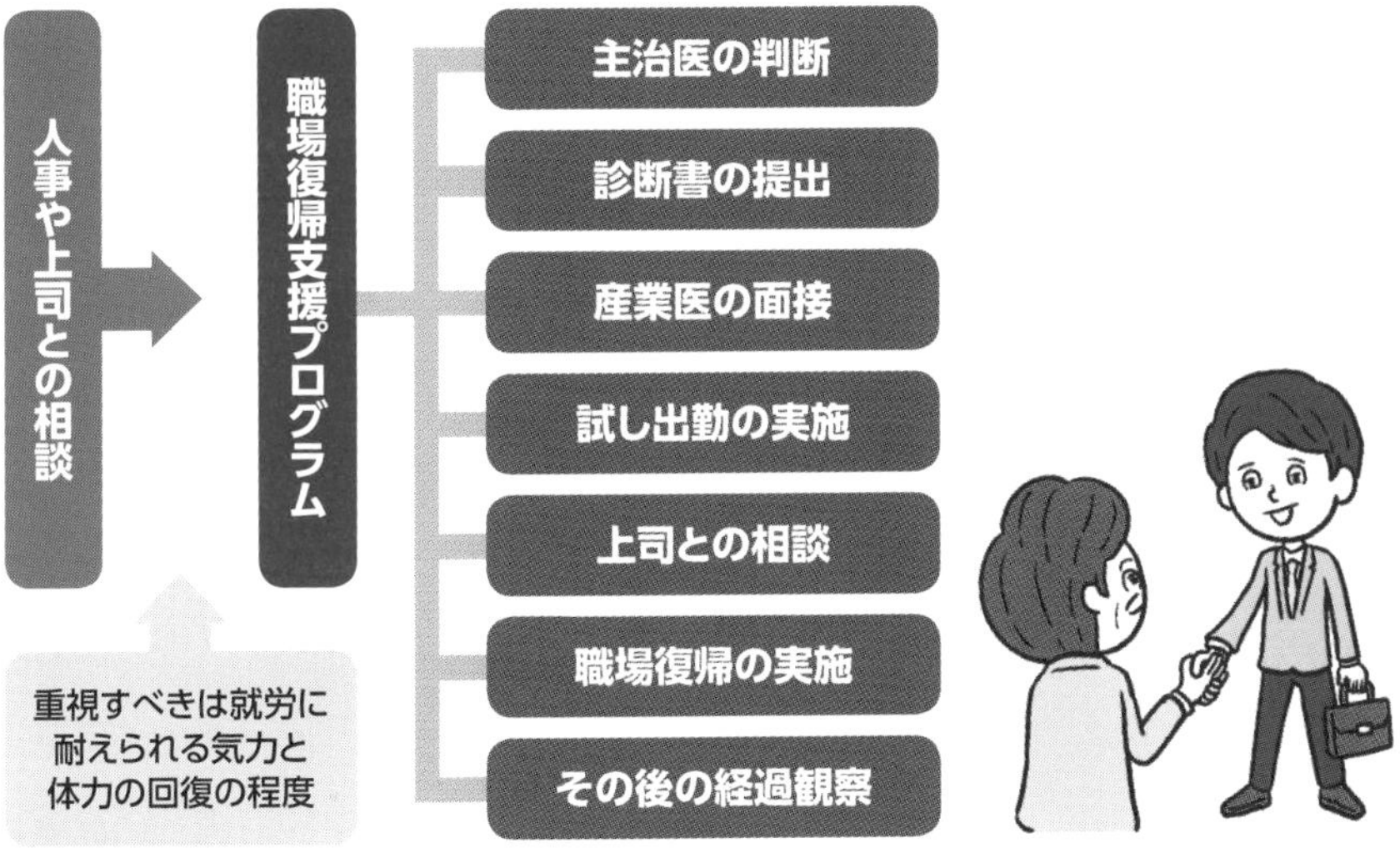

ここがポイント
復職の際には主治医の意見を聞き、産業医にも相談の上、人事部門や上司とも確認しながら慎重に進めましょう。

の後1週間、2週間と経つうちに、疲労もたまり、症状がぶり返します。勤怠が乱れ、仕事の納期が守れない、といった状況に追い込まれてしまいます。

そして再休職となってしまうと、上司や同僚との人間関係も悪くなり、その後の療養や再度復職を検討したい場合にマイナスになってしまうのです。

例えばうつ病を経験する人は日本人のデータで7%にも及び、他の不調を合わせると1割を超えるほどです。

そうした状況に対して、厚生労働省は「職場復帰支援プログラム」というルールを作り、それにそって個別の不調者の休職から復職を計画的に進めることを、企業等に求めています。

ご主人の職場の就業規則や社内規程に定められた手続きを確認し、その上で主治医に相談して、復職が成功する体調であるのかを、尋ねてみましょう。

そして、職場側の医師である産業医にも相談してみてください。

Q.41

軽症の躁うつの夫が新型コロナで復職が遅れ、リワークを勧められました。

【50歳・女性】

A.

リワークを行う予定の機関の目的と目標を尋ねて、できれば**主治医や産業医の見解**と、人事部門の人からリワーク**実施後の流れも確認**しましょう。

21世紀に入り職場のメンタルヘルス対策の中で「リワーク」という名前は広く知られるようになりました。

リワークとはメンタルな不調となった人が職場復帰を行う模擬訓練を行ったり、同じ立場の人同士の情報交換を行ったりして、社会復帰を助けることを意味します。大手企業では常勤の産業医を複数抱えて、自前のリワーク制度を有しているところもあります。

一方でリワークは耳あたりのよい言葉ですが、その実施主体は様々ですので注意してください。

まず公的機関として、厚生労働省の関連団体である高齢・障害・求職者雇用支援機構の管掌する地域障害者職業センターがあり、働く人と会社側の担当者や家族も支援します。また個別の復職の相談も対応します。

また、医療機関が主体となっているリワークは職場復帰を前提としたリハ

■症状・回復の経過におけるリワークの位置づけ

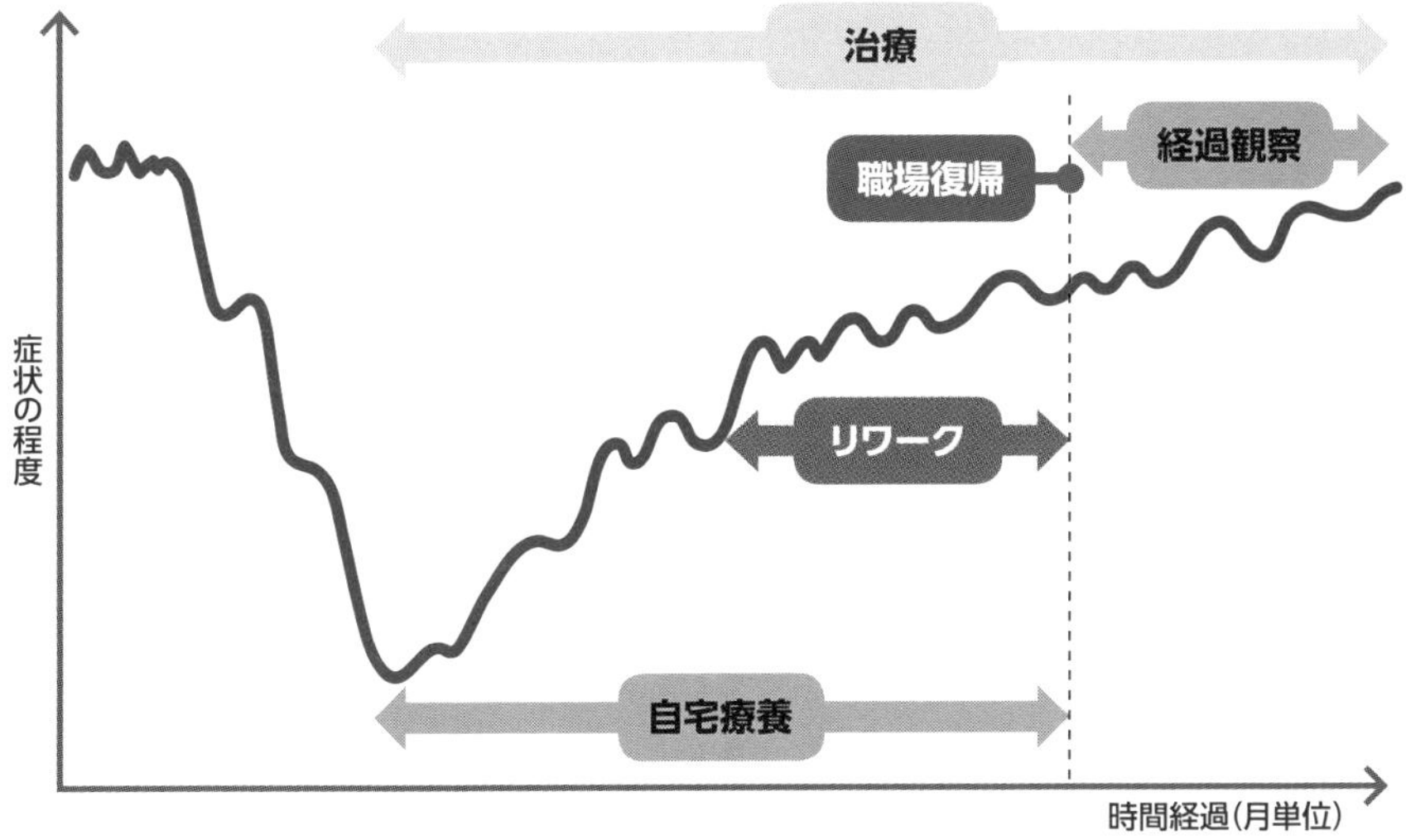

ここがポイント

リワークプログラムに参加している期間中でも通院や治療を続けて、主治医による経過観察を確実に行います。

ビリテーションの提供を主な目的としています。

専門医療機関におけるデイケアや作業療法の枠組みで、個人ではなく集団療法を発展させたプログラムを提供することや、特定のタイプの病気の人だけを集めて行う場合もあります。

一方でリワークをビジネス化する動きもあり、質の管理がどのように行われているのかを事前に責任者や担当者によく確認する必要があります。

実際に利用する場合にはリワークを提供する側の専門家にそのプログラムの目的や目標を事前によく確認するようにしてください。

主治医の見解を前提にして、職場復帰を見据えてのことであれば、その後の対応を職場の人事部門の担当者や産業医にも相談して、実施していくのが大切です。折角リワークにトライするのであれば、ご主人自身の理解と納得の上で実施することをお勧めします。

Chap 3 Summary

第3章 まとめ

新型コロナ禍に影響を受けてメンタルな不調になってしまうことを「コロナうつ」と総称する向きがあります。

こうした問題意識を世論として共有できることは新型コロナの流行から終息にかけて有益であろうと思います。

そうしたメンタルな不調になることを防ぐためにも、ここで説明した支援してくれる人や資源の確保は大切です。大切な人やご自身が不調になった時にも、支援があればその後の経過を改善できる可能性があります。

あまりなじみがないかもしれませんが、精神科の治療の対象になるような不調やその目安と対応のポイントを紹介しました。これらは新型コロナの終息後でも役立つものであると思います。

では次に、立ち直る力を意味するレジリエンスについて、そのコツと工夫を説明していきましょう。

第4章

ダメージから立ち直る「レジリエンス」とは？

新型コロナの流行拡大やその影響で様変わりした生活によって、
コロナうつに象徴されるように様々な悩み事やストレスに
打ちのめされる人が少なくありません。
けれども様々な危機によるダメージから立ち直ってきた人たちによる
体験談だけでなく、そうした経過や状態に関する調査、
研究も行われています。
心理的なダメージからしなやかに立ち直ることを
メンタルヘルスの専門家は「レジリエンス」と呼びます。
この章では、このレジリエンスを強化する、
言い換えれば折れない心を育てるために、個人でできる工夫と
職場でできる対応の両方を説明していきます。

Q.42 折れない強靭な心を持って、これからの状況に立ち向かいたいです。

【25歳・男性】

A.

折れない心とは何事があってもビクともしない心境ではありません。ストレスを受け落ち込んでも、そこから**しなやかに立ち直ること**を目指しましょう。

折れない心を育てる等というと、アニメや映画のヒーローやヒロインのように超人的な気力と体力を兼ね備えた存在に変身するかのようなイメージを持たれるかもしれません。けれどもそれは誤解です。

もしも酷い体験をすれば誰しもがストレスを感じ、心身や行動に反応が出るのが自然です。それが人間という生き物の医学的、生物学的あるいは科学的に明らかにされた特徴だからです。

もしも〝絶対に傷つかない心を持つようになろう〟と考えれば必ず失敗します。それは〝人間ではないものに化ける〟ことを意味するからです。

科学的に考えれば、人間は個体として一つの世代の間だけで進化はできません。そうではなくて、辛い出来事も人間を取り巻く環境の変化と捉えて、それにいかに早く適応するか、と考えた方が生物学的にも妥当です。

■本当の意味での折れない心とは?

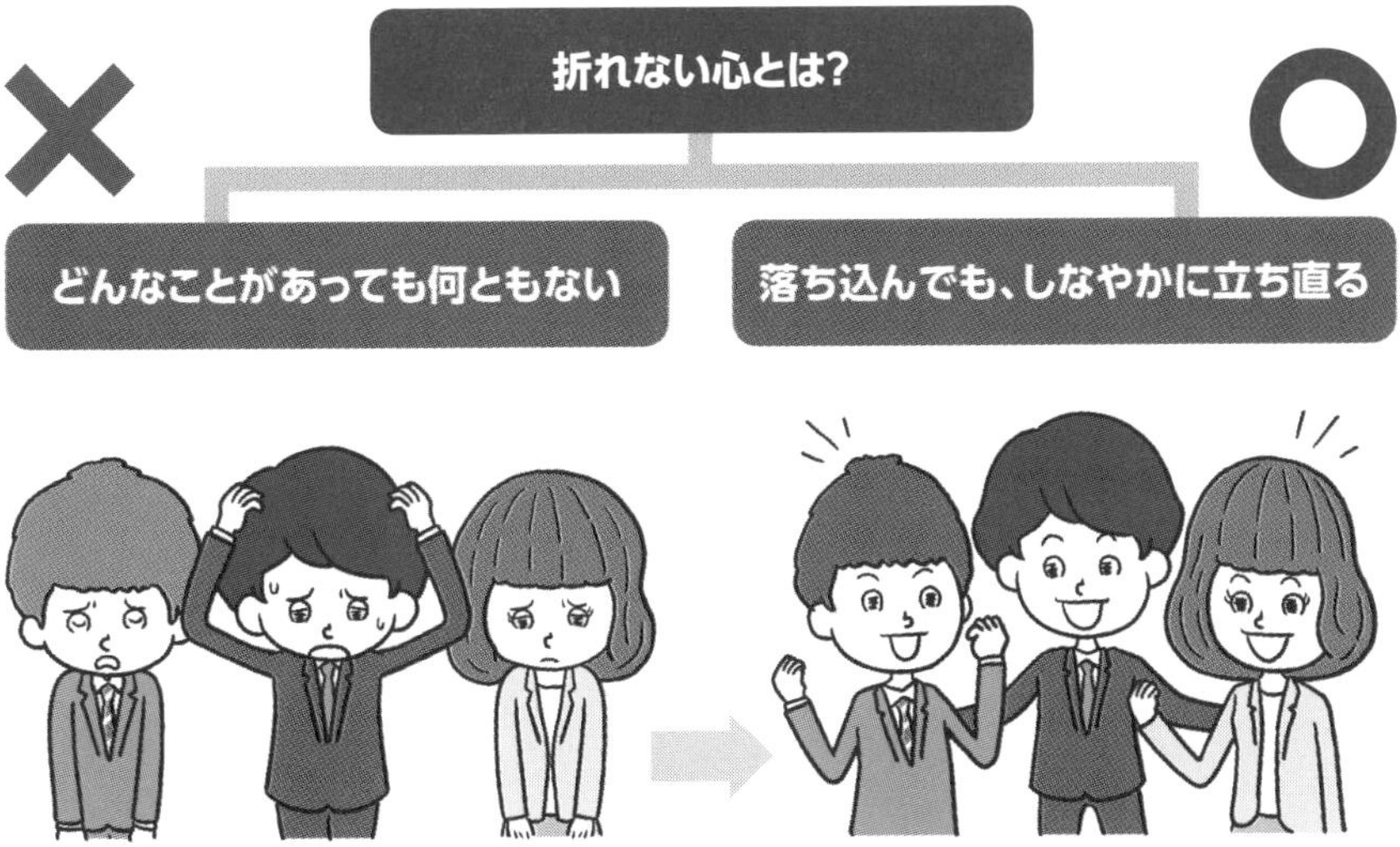
折れない心とは?
どんなことがあっても何ともない
落ち込んでも、しなやかに立ち直る

ここがポイント

過去に経験した辛い出来事からどのように立ち直ったのかを考えることは、折れない心を育てるのに役立ちます。

平和で安全で人権が基本的には保障された世界で生きる我々は幸せである分、本当は厳しい自然界のルールを忘れがちです。それは人間を含めて今、存在しているのは淘汰を乗り越えた生物だけであるという事実です。

新型コロナに限らず、地震や巨大台風、熱波といった自然災害、それらによる社会不安状態等、我々が経験しうる出来事は厳しいものばかりです。そうしたことに直面した時に心身と行動に反応を起こし、不安や落ち込みに少しの間は苛《さいな》まれてもよいのです。

これまでの人生を振り返ると、中にはとても辛い思い出もあるかもしれないと思います。その時にどのように立ち直ってきたでしょうか?

動じない心境にたどり着くより、落ち込んだ気持ちにとらわれる期間をいかに短くするか。元通りか、それ以上のレベルに回復=立ち直ることを考える方が将来に役立つと思います。

Q.43

折れない心を持つことができれば、何があっても大丈夫ですか？

【32歳・女性】

A.

折れない心を持てばOKではなく、**事前の準備を整えておく**ことも重要です。ロックダウンのような事態も想定し、自宅に十分な備蓄をしておきましょう。

折れない心を理想的なイメージとして思い浮かべる前に、現実的な準備と対処を考えましょう。

例えば、新型コロナ等の感染症による危機以外にも、既に周知の危機として巨大地震や津波、火山の噴火、大型台風や竜巻の発生、そして地球温暖化による猛暑や熱波の到来が懸念されています。

新型コロナの流行では、エッセンシャルワーカーと呼ばれるエネルギーや物流、生活必需品の生産等に従事される方々によって、生活のインフラが保たれ、大きなダメージを受けることは幸いなことにありませんでした。

しかし、これらの自然災害による影響を受けると生活のインフラを保つことができなくなります。その結果、日々の食料にも事欠くことになりかねません。緊急事態宣言による外出自粛要請が緩和されて以降、秋冬でも再流行の

■生活習慣を整えて、ダメージを和らげる準備をする

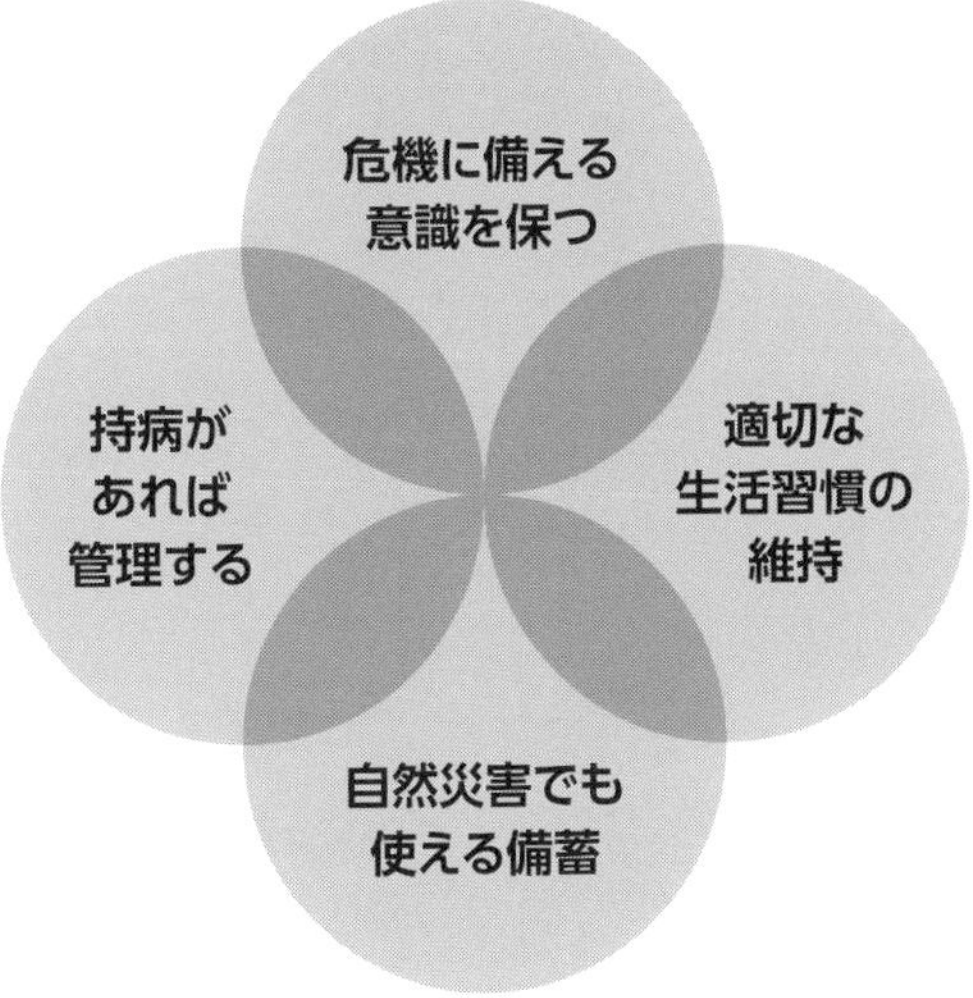
危機に備える
意識を保つ
持病が
あれば
管理する
適切な
生活習慣の
維持
自然災害でも
使える備蓄

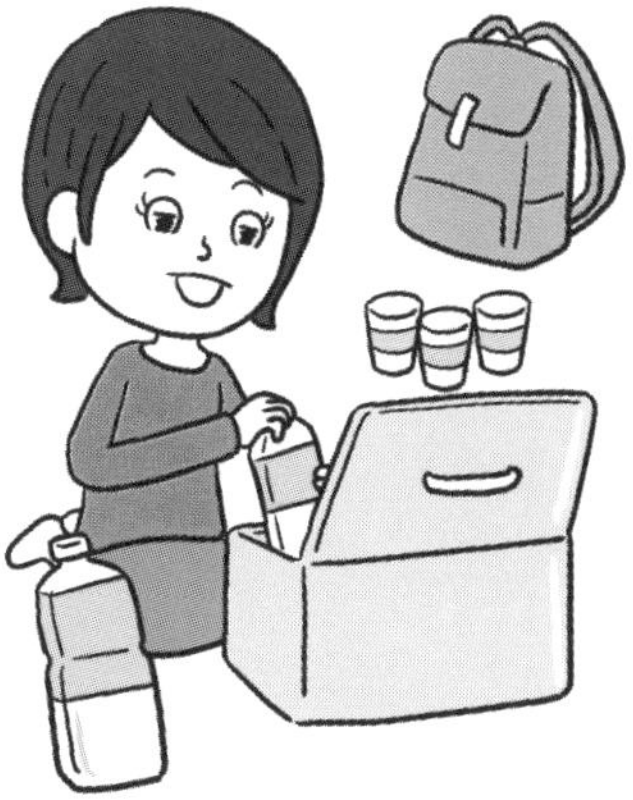

ここがポイント

折れない心は一度習得すれば完了するものではなく、日々の備えや適切な生活習慣も併せた取り組みが大切です。

兆しがあれば、いわゆる巣ごもり生活に戻る可能性もあるのです。

古い言い回しですが、「腹が減っては戦はできぬ」の言葉の通りに、自宅における備蓄を少しずつでも進めておくことが大切です。水、食料がままならない状態で折れない心を保つことは我々には難しいからです。

また、将来にわたり起こりえる危機に対して備えること、それを考え続けることは、危機に対する心構えを保つことにも役立ちます。

新型コロナの影響で一時期、医療崩壊が懸念されましたが、海外に比べて医療アクセスが格段によい日本では、病気になったり怪我をしたりした場合の危機意識が薄い印象があります。

日常での危機には加齢に伴う、避けられないがんやいわゆるメタボや動脈硬化による深刻な病気等もあります。予防に役立つ適切な生活習慣も折れない心を育て、保つためには重要なのです。

Q.44

在宅勤務を含めて生活が激変し、文字通り心が折れそうです。

【36歳・女性】

A.

新型コロナによる悪い事態も〝**何か新しいことを学ぶ良い機会であった**〟と振り返る時が将来やってくるだろう、と捉え直すことができます。

新型コロナの影響で外出を控えないといけない場合や在宅勤務が苦痛に感じられた時に、どのような心境になっているでしょうか。何かを辛いと感じたときに、それを乗り越える効果的な、ご自分に対する問いかけがあります。

「あなたはこれまでほぼ問題のない、いわゆる〝順風満帆の人生〟を歩いてきましたか？」

この質問に対して〝全くその通り。スイスイと生きてきたよ～〟と答える人はほとんどいないと思います。多くの人は〝そんなわけはないだろう！〟と言いつつ、これまでの辛い経験を色々と思い出してしまうかもしれません。

もしもそうであれば、次の質問も考えてみてください。

「これまでの辛い経験は、今のあなたに全く役に立っていませんか？」

この質問を読んで〝何を言っているんだろう〟と少し考えてしまうかもし

■新型コロナは単にひどい経験か？　を考えるヒント

これまで問題のない“順風満帆の人生”でしたか？

辛い経験は、今のあなたに全く役に立っていないですか？

もしも、役に立っているとしたら……

新型コロナによる体験も将来の役に立つのでは？

どんな経験も学びの機会と考えることができる？

ここがポイント　過去に経験した辛い出来事から何を学び、それによってご自分がどう変化したかを考えてみましょう。

れません。けれどもよく考えると〝イヤイヤ、辛い経験も役立っていないことはない〟と気付くのではないでしょうか？　つまり、どのような出来事でも我々は何かを学んでいるのです。

　これらの質問は辛い出来事に対する我々の考え方を大きく変えてくれる可能性があります。

　例えば、何かを失敗して辛い思いをしたら同様の状況を避け、行動を変えようとするでしょう。あるいは間違いを犯さないように、代わりの手段を準備して取りかかるかもしれません。

　辛い体験を経て、我々は仕事や人間関係、または家庭の困りごとをうまくやりすごしたり、困難な状況を防止したりできるのではないでしょうか。

　新型コロナで辛い状況に直面していると感じた時に、何かを学ぶ機会だと前向きに捉えることは、メンタルなコンディションも改善でき、ダメージから立ち直るのにも役立つのです。

Q.45

在宅勤務や新しい生活様式で苛立つ役員がいて余計に辛いです。

【43歳・女性】

A.

我々は目の前で起きてしまったことを変えることはできません。**〝あるがまま〟を受け入れる、**という気持ちになるよう練習してみましょう。

昭和の頃には、「年齢を重ねると物事に動じなくなる」ということを感じさせてくれるシニアの方が周りにいた気がします。

令和になりビジネス化の流れもあって、高齢の方が消費や娯楽に貪欲な様子や、感情を露わにする様子を見聞きすることが増えたように思います。

人生100年時代ですから、シニアになっても無邪気に楽しみたいと思うのは当然のことなのかもしれません。

医学的には「人格の先鋭化」と呼ばれるのですが、年齢を重ねていくことで、その人の持つ本来の性格傾向が表面に出てきやすいということが、以前から知られています。

役員の方が苛立つように見える様子は、元々強気だったり、思ったことを口にしやすかったりするところが、新型コロナによる影響も手伝って、共に働く中で、目につくようになっただけかもしれません。

■ 苛立つ幹部や役員を見た時の対応

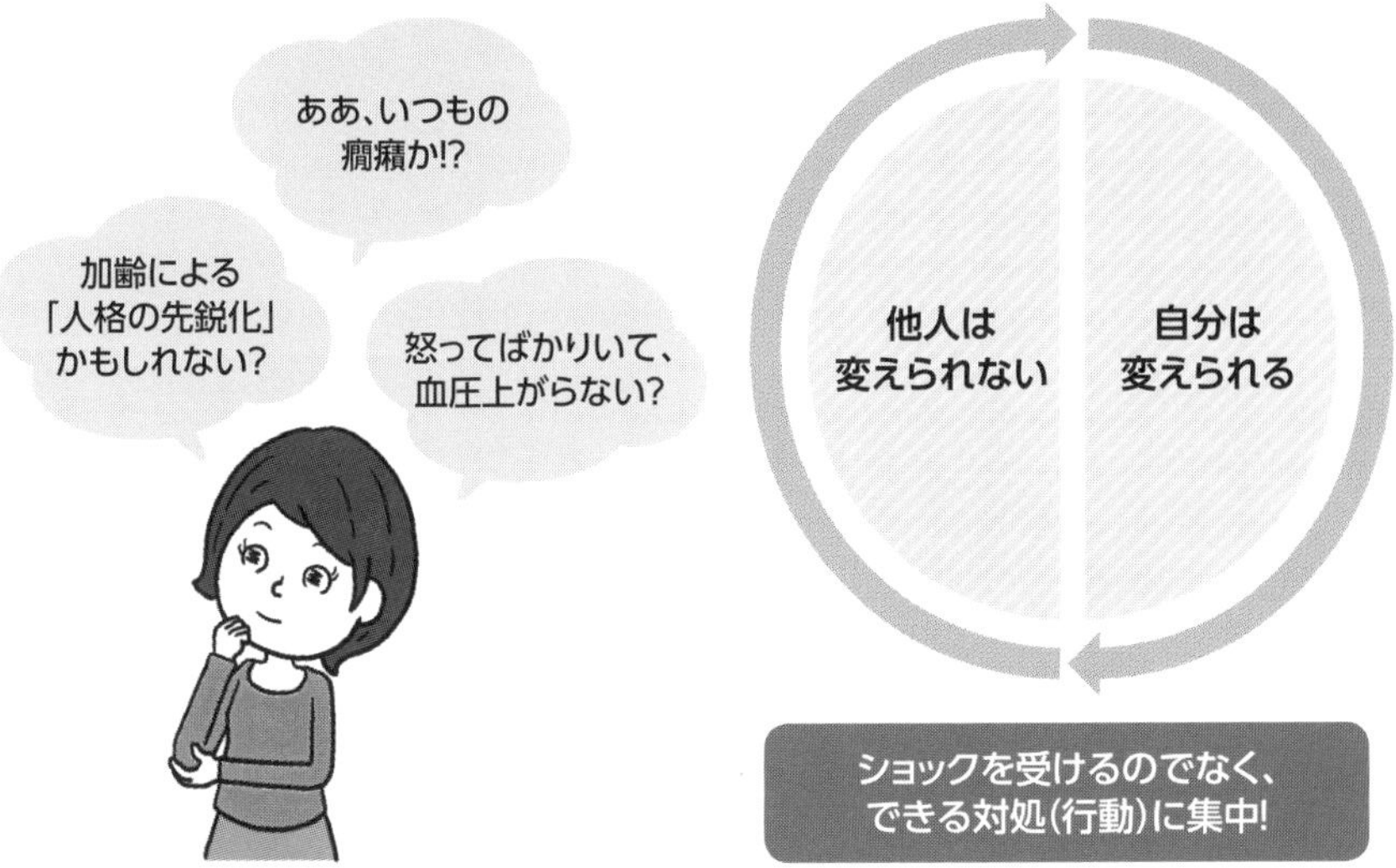
ああ、いつもの
癇癪か!?
加齢による
「人格の先鋭化」
かもしれない？
怒ってばかりいて、
血圧上がらない？
他人は
変えられない
自分は
変えられる
ショックを受けるのでなく、
できる対処(行動)に集中!

ここがポイント

辛い時には“他人は変えることができないが、自分の捉え方と行動は変えられる”と考えるようにしましょう。

ここは直接的なパワハラやセクハラを受けていない限り、冷静に、そして客観的にその人を観察することを試みてみてはいかがでしょうか。

例えば、大きな声を上げている様子や独り言でイライラを吐き出している様を見たら、「ああ、そうきたか？」とか「そんなに怒って体調は大丈夫かしら？」といった具合です。茶化しているわけではなく、その人を変える力はないということを前提にしたスタンスに立つのです。我々はSF映画やアニメで描かれるような、いわゆる超能力を持っているわけではないからです。

辛いと感じた時に変えられない状況という現実を受け入れることができると苦痛から解放されやすいのです。

次に、その状況に対して〝できる対処は何か？〟に意識を向けることができるようになります。そのような思考様式に慣れると、折れない心を保つことができるようになります。

Q.46
外出自粛が緩和されたのに、日常でも仕事でも気分が乗りません。

【35歳・女性】

A.

小さくて構わないので、**身近でできる楽しみを探しましょう。**それをリストアップして、いつでも取り出して、味わうことができるようにしましょう。

気分が乗らないとか、少し落ち込んだ時、自分には運がないなどと嘆きたくなった時には、〝軽く心が折れている〟と言い表せる状態かもしれません。

そうした時に、あるいはそうした場合に備えて、手軽で簡単に味わうことができる何か、つまり小さな楽しみを準備しておくのです。依存や嗜癖に該当する事柄は避けた上で、少しの楽しみをリストップしてみましょう。

- **好物と言える甘いもの食べる**
  アイスクリームやスイーツ等
- **飲み物を丁寧に入れて楽しむ**
  コーヒー、紅茶、日本茶等
- **趣味の絵や写真を眺める**
  絵画集や写真集等
- **好きな音楽や映像を観賞する**
  動画やビデオといった媒体

小さな楽しみを選ぶコツは手軽で安価で、努力を要せず、気軽に味わうことができるか、という点です。

■ 身近な楽しみを探してリストにしておく

様々な楽しみを考える（リスト化！）

- 好物と言える甘いもの食べる
- 飲み物を丁寧に入れて楽しむ
- 趣味の絵や写真を眺める
- 好きな音楽や映画を観賞する

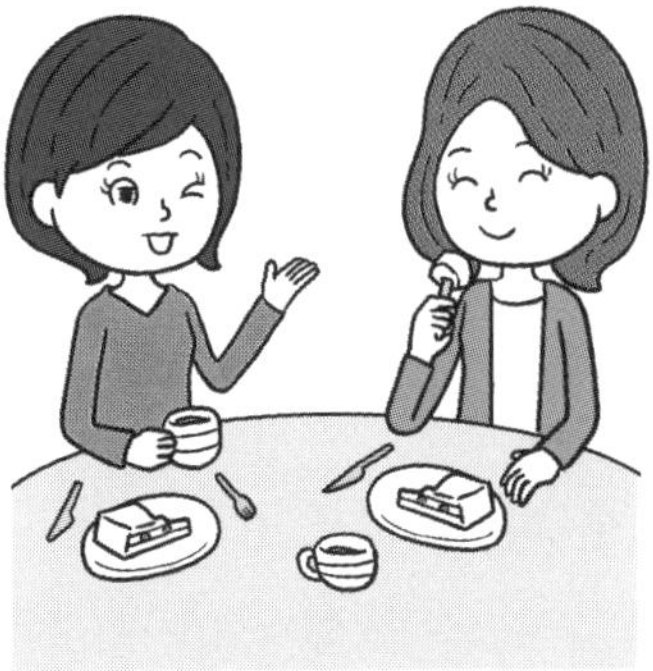

ここがポイント

もしも新型コロナの流行前と楽しめることが変わっていたら、それはポジティブな変化と捉えましょう。

　思いつくままにたくさんの事柄を挙げることができたら、それを新しい生活様式の中で無理のない範囲で準備しておくのです。だからこそ、手軽で安価であることが大切です。

　もしもできれば、リストアップできた事柄は、身近で気の置けない人たちと一緒に楽しむことができるとよいと思います。より楽しみが大きく、強く感じられる可能性があります。

　また、他の人との交流は折れそうな心を立ち直らせることにも効果があります。楽しみを一緒に味わいながら、他愛もない雑談をしてもよいのです。

　雑談の話題はどんなことでも構わないでしょう。太古の昔の雑談とは？といった話題でも面白いと思います。

　テレビもネットもない時代の雑談はおそらく自分のことか、誰かの噂話に終始したはずです。現在でもソーシャルメディアで表現されているのは、同じような事柄ではないでしょうか。

Q.47 新しい生活様式でレジャーをしても、気持ちがすっきりしません。

【33歳・男性】

A.

趣味でも仕事でも何か**没頭できるものを探してみましょう**。没頭するとは、時間が経つのも忘れて集中することを意味します。

レジャーというと、アウトドアや旅行を、これまで楽しみにされてきたのかもしれません。何か気になることがあって解決しないままであるために、上の空という感じかもしれないですね。

気晴らしでも改善しないメンタルなコンディションを回復するには、「何かに没頭する」のが有効です。この機会にその具体的な方法を考え、没頭する習慣も身に付けておきましょう。

最近、没頭したのはどのようなことだったでしょうか? 仕事上のことでも趣味にしていることでも構いません。

没頭すると時間の感覚がゆがむ、ということが知られています。例えば何かに夢中になっていたために、あっという間に日が暮れていたと気づいたことや、いつの間にか深夜になっていた、という経験があるかもしれません。

夢中になって何かをした後には心持ちが満足して、元気を回復しているも

没頭できるものを探してみる

過去の経験を思い浮かべる

- しばらく遠ざかっていた趣味は？
- 仕事で時間を忘れた経験は？
- 子供やペットと思い切り遊ぶ？

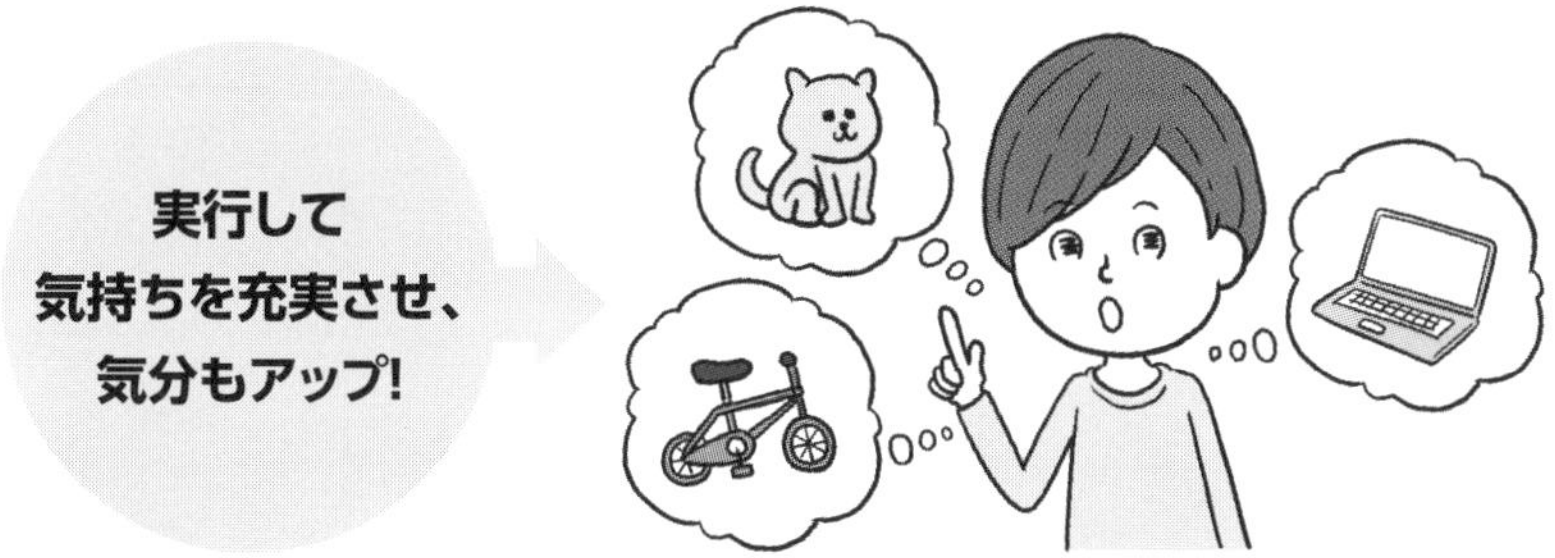

ここがポイント

何かに没頭し、夢中になることは依存や嗜癖とは異なります。ただし嗜好品に溺れることの無いよう気を付けましょう。

のではないでしょうか？

　レジャーに出かけても気分が乗らないのは、片手間や〝ながら〟になっている可能性もあります。気が乗らないことを無理にする必要はないですね。

　まずは、これまで取り組んできた何か、あるいは趣味で没頭した覚えのあることをリストアップしてみましょう。没頭できそうなことを家族やお友達と話し合ってもよいと思います。

　没頭するといっても一人きりでするものとは限りません。例えば、複数の人で一緒に行うスポーツでも、とにかく、他のことを忘れて夢中になれることが大切です。

　心から夢中になれそうだと思うのであれば、お子さんや可能であればペットと遊ぶことでもよいのです。

　自分以外の誰かのために没頭できるのであれば、それは他の何かを愛でることにもつながり、折れない心を保つことに相乗的な効果があります。

Q.48

新型コロナでプロジェクトが遅れて、どうしてよいか分かりません。

【38歳・男性（リーダー職）】

A.

膨大なプロジェクトも細かな作業の積み重ねだと考えて、**目の前の一つひとつのことから、やり直し、それを継続する**ことに集中しましょう。

想定外の大きな被害を受けてしまった時に、ほとんどの人はその光景の前に呆然とするのではないでしょうか。

そんな時に思い出していただきたいのが、これまで経験したヘビーだった受験やレポート、卒論、担当したプロジェクト、何らかの資格試験といった出来事です。「**こんなにたくさんの内容を期限通りにできるはずないよ！**」と感じた記憶はないでしょうか？

大きな困難に直面して、それを乗り越える近道は、膨大な作業でも一つひとつのことに集中して積み上げていくことなのです。

これまでの学生時代から仕事の中でコツコツとやっていくうちにいつの間にかゴールに到達していた、といった経験はないでしょうか。

心理学的には「**工程の7割を過ぎると一気に終わる**」ということが知られています。

■工程の7割を過ぎると一気に終わる！

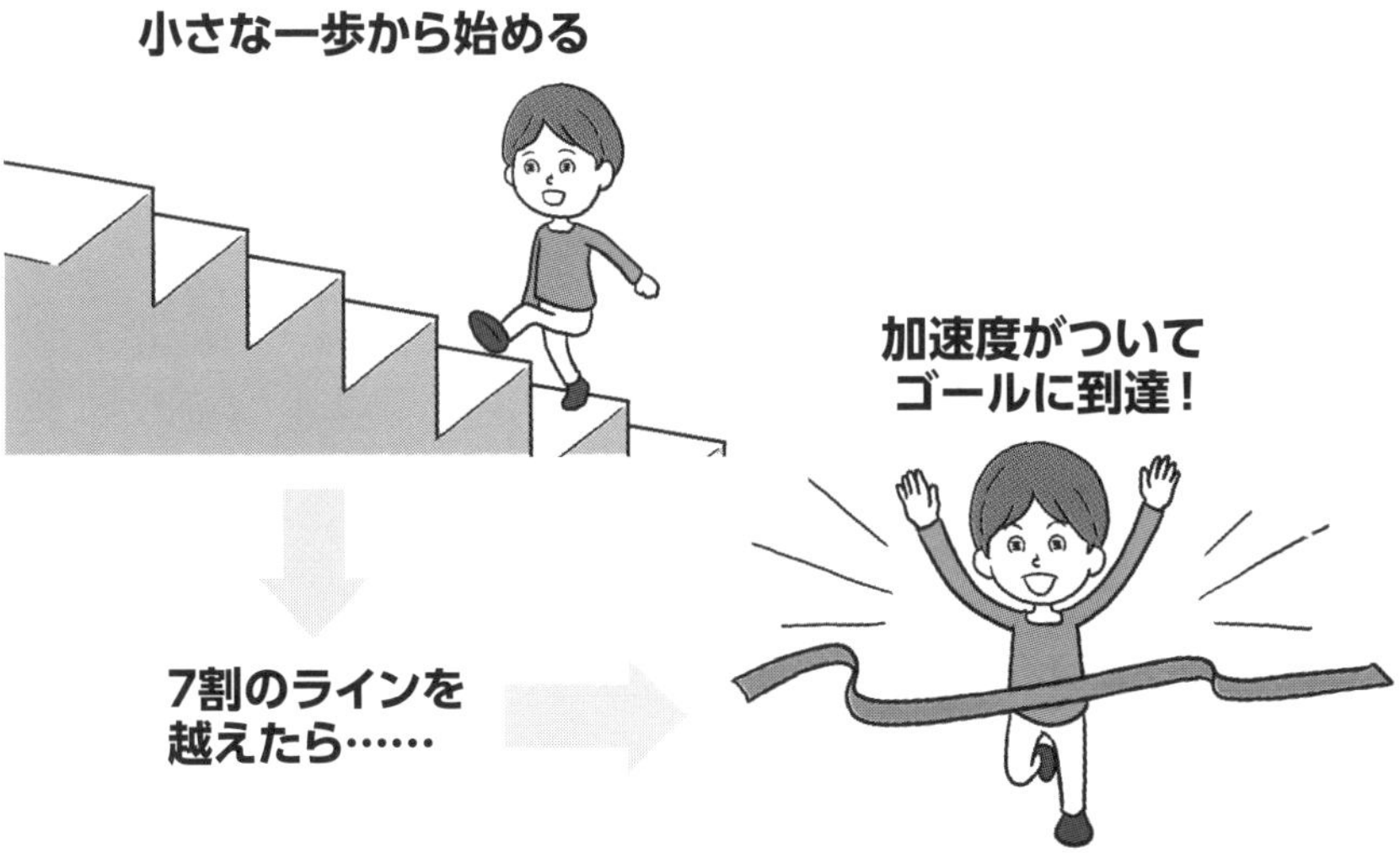
小さな一歩から始める
7割のラインを
越えたら……
加速度がついて
ゴールに到達！

ここがポイント

上司にどやされたりした時のネガティブな気分をメンバーに伝染させないことも大切です。本書で紹介した他の事柄も実践して下さい。

例えば受験勉強で参考書やテキストを最初に見た時にはこんなにたくさんできるはずがない、と感じた覚えがあるのではないでしょうか。ところが、いざ試験前になって夢中でやっていたら、いつの間にか終わっていた、という経験があると思います。

プロジェクトを率いるリーダーとして、職場のメンバーの人たちと同じような経験を積むチャンスと捉えることができます。気を付けるべきことはご自分が感情的にならないこと。例えば〝できるわけないだろう！〟などと弱音を吐いてはいけません。ネガティブな感情がメンバーの人に伝染して、戦力がダウンしてしまうからです。

「そのうち終わるだろうからできるところから手を付けよう！」と明るく声かけしてみてください。人間は繰り返しによってスピードアップできます。日々仕事が進み、目安となる7割に到達する瞬間がやってくるはずです。

Q.49

課長に昇進した直後に新型コロナが流行し、不運に心が折れます。

【42歳・女性】

A.

これまで**恩を受けた人や平和で安全な暮らしに感謝する**機会を作ってみましょう。感謝することで折れた心が立ち直るきっかけになります。

礼儀正しさが特に尊重される日本では「感謝の気持ち」を大切にする習慣があり、様々な形でそれが表現されていると思います。母の日、父の日、勤労感謝の日以外にも敬老の日では社会に貢献されてきた高齢者への感謝の念が含まれると捉えることもできます。

例えば、夫婦の会話で大切なのは、小さなことでも「ありがとう」と口にすることだと思います。御礼を言われる相手が報われたと感じることができるだけではありません。それを伝える側も、何かをしてもらえたという幸運に気が付くことができるからです。

日頃の年賀状、暑中見舞いや寒中見舞いのやり取りのお相手や、就職してからでもお世話になった方々のことを、ゆっくり時間を作って振り返ってみては如何でしょうか。

おそらく、様々な場面を思い出し、懐かしい出来事も思い返すのではないか

■ 感謝することに気持ちを向ける

これまで恩を受けた人を思い浮かべる

- 親や祖父母、親戚等
- 学校時代の先生や学生の頃の恩師
- 就職後にお世話になった先輩等

御礼を伝える計画を立てる

- 手紙を書く
- 贈り物をする
- 電話で会話する

↓

幸運を再認識して気分が戻る

ここがポイント

感謝を伝えたい恩人を思いついたら、お手紙を書いて、お中元やお歳暮等の形で御礼の品を送ってみてください。

と思います。

　そして、その方々にお手紙を書いて、過去にお世話になったことに対して、感謝の気持ちを綴ってみるのです。今回の新型コロナの影響よりも、これまで幸運であったことをたくさん想い、感じることができるでしょう。

　これまでご無沙汰していた人がいたら、お中元やお歳暮、あるいはもっと簡単に肩の凝らない御礼を贈ってあげてもよいと思います。おそらくは御礼状や電話等の形で連絡があるのではないかと思います。

　教え子や後輩だった人が成長し、課長に昇進したことを知って、とても喜ばれるのではないでしょうか。育ててもらう側だけではなく、育てる行為を通して、育てた側も実はたくさんのご褒美をもらっているものなのです。

　そうした交流を経て元気が戻ったら、その経験を部下の人たちに是非共有して、同じことを勧めてみて下さい。

Q.50

事業部の部下たちが新型コロナで心が折れてしまったように見えます。

【58歳・男性（事業部長）】

A.

事業部の社内での存在意義や社会的な価値について再考し、部下の人たちに問いかけ、ご自身のエゴと向き合い、**具体的なロードマップを示しましょう。**

心が折れてしまったように見える部下の人たちを立ち直らせることを第一優先に考えるのであれば、まず「ダメージを受けた人の多くは自然と立ち直ることができる」ということを覚えておいてください。例えば、愛する人が亡くなった後に多くのケースで2カ月程度の強い落ち込みを経験しますが、半年から1年かけて回復していきます。

そうした悲しみを乗り越えられない人もいますし、元々の不調を悪化させてしまうこともあります。けれども、危機によるダメージから、多くの人は自然と回復できます。だからこそ、レジリエンスが確保できるのです。

そして、部下の人たちを温かく信頼する気持ちを持ちましょう。信頼を態度と言葉で表し、事業部の存在意義を改めて一緒に考えてみるのです。存在意義について〝なぜ我々の事業部が組織されているのか？〟という問いかけ

部下の心が折れてしまった時の対応

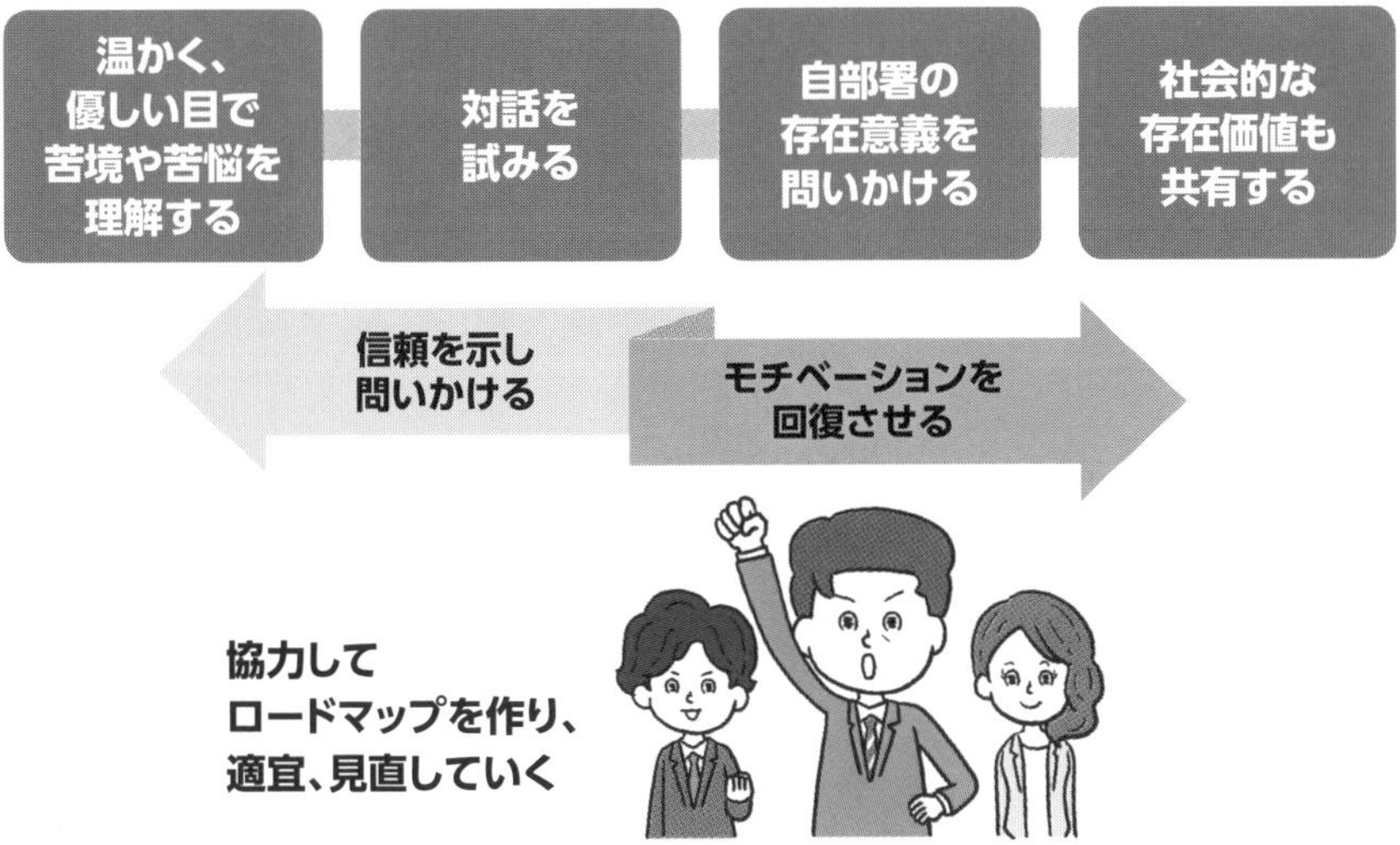
温かく、
優しい目で
苦境や苦悩を
理解する
対話を
試みる
自部署の
存在意義を
問いかける
社会的な
存在価値も
共有する
信頼を示し
問いかける
モチベーションを
回復させる
協力して
ロードマップを作り、
適宜、見直していく

ここがポイント

策定したロードマップに固執せず、その時の情勢と部下の人たちの意見を反映し、適宜変更してください。

で考えることができます。日頃は〝何をどのように行うのか〟、〝だれに報告し、決済をもらうか〟ということに心を奪われているものです。けれども、存在意義を問われることで、モチベーションを取り戻す可能性があります。

さらに、ご自身の利己的な面が日頃の運営に影響していないかを省みてください。有能で昇進する人には野心がつきものでしょう。けれどもそのエゴが部門の雰囲気を硬直させ、柔軟な思考と発想が必要な苦境からの立ち直りを妨げます。事業部長に全てを委ねていれば大丈夫だと部下たちが信じることができるかが鍵となります。

そして、毎週、毎月の事業部の方針と具体的なロードマップを一緒に策定します。日々の工程表が分かれば、部下の人たちは見えない不安から解放され集中できます。部下の意見をオープンに求め、刻一刻と変化する情勢に合わせて、適宜変更してください。

Q.51 職場でレジリエンスを高める取り組みを行うことはできますか？

【48歳・女性（人事部責任者）】

A.

新型コロナの流行でも**失敗を恐れず、柔軟に行動できる人材を育てること**と、**ダメージから繰り返し立ち直る文化を持つ組織づくり**が可能です。

まず、会社のレジリエンスを高めていくには、一人ひとりの社員と組織の両面から考えていく必要があります。

個人に対してできる基本的な対応は「間違っても構わない」という意識やムードを植え付けていくことです。

日本では学校教育から就活を経て就職して以降まで、一貫して教えられた通りに答えること、言われた通りに行動することを常に求められるように思います。それによって結果的に「正しいことを正しく話す」管理職が出来上がることになります。

新型コロナに対し、世界各国の研究者や専門家により、日々医学的な情報がアップデートされています。危機によって、問題が起きた時点では正解のないことばかりを考えなければならなくなります。そうすると正しい答えを求める人や、正しいことを言うだけの人たちは、正解のない問題を投げかけ

職場のレジリエンスを高めたいと考えた時

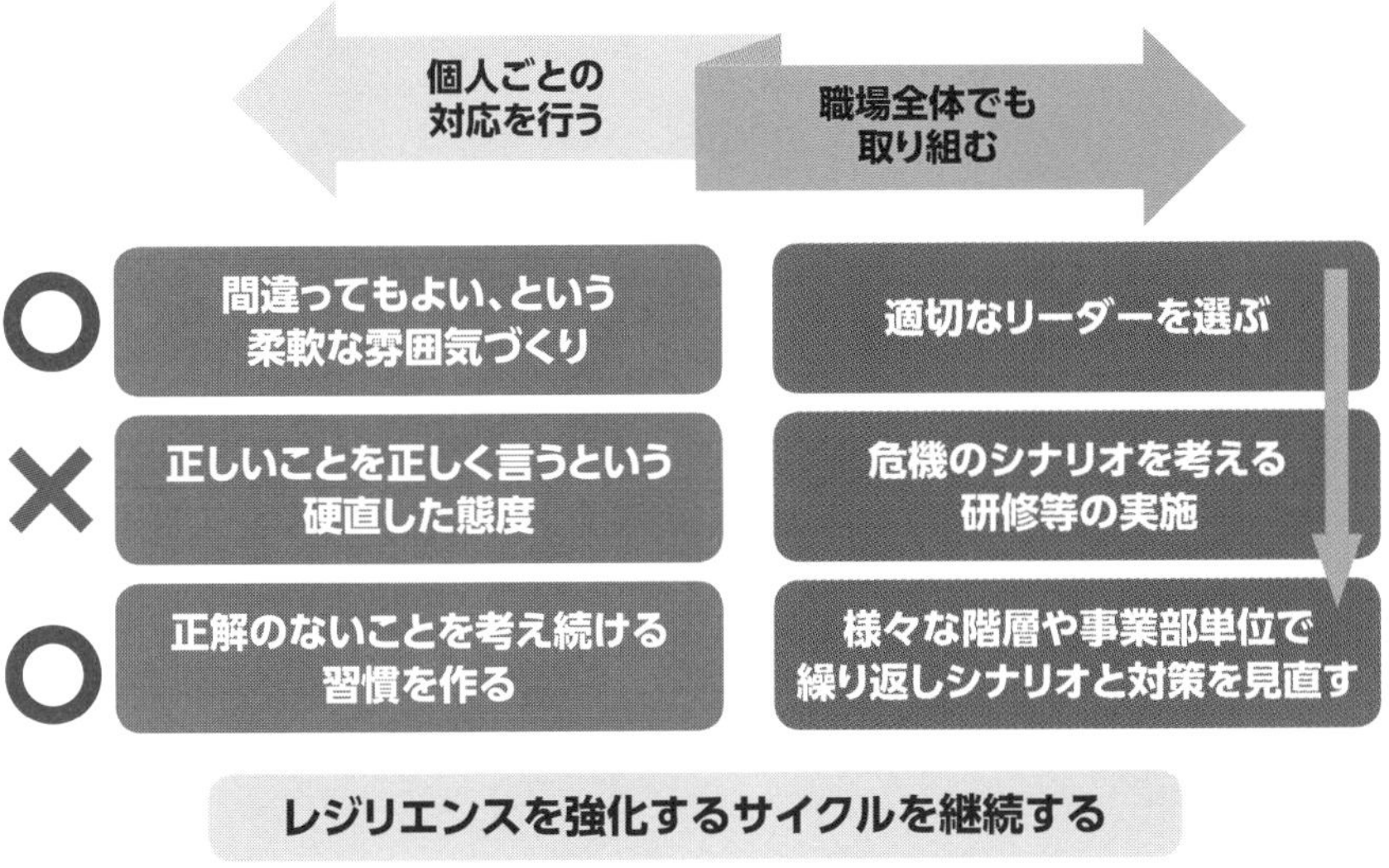
個人ごとの
対応を行う
職場全体でも
取り組む
○
間違ってもよい、という
柔軟な雰囲気づくり
×
正しいことを正しく言うという
硬直した態度
○
正解のないことを考え続ける
習慣を作る
適切なリーダーを選ぶ
危機のシナリオを考える
研修等の実施
様々な階層や事業部単位で
繰り返しシナリオと対策を見直す
レジリエンスを強化するサイクルを継続する

ここがポイント

人間には様々な出来事から学習すると共に、互いのやり方を模倣し、それを発展させていく力が備わっています。

られて機能しなくなってしまいます。

失敗しないことを優先する人は、ダメージの経験が少ないことから、そのダメージからの立ち直りも弱いのです。

一方、組織づくりで最も重要なことは、どのような人材をリーダーに据えるのか、ということです。従来型の上意下達の組織では危機に対するレジリエンスが育ちにくいと思います。

具体的には想定外の事態にくじけず、失敗を真摯に受け止め、柔軟な発想を持ちつつ、事に当たることができる人です。職場に一体感を導くことができる人材も選ぶ必要があります。

そしてリーダーとなる人材を中心に発生した危機への対応を集団で考えてもらう研修を行います。経営層の方にその実行を上申し、その担当に命じてもらうこともできるでしょう。階層別や事業部単位でも知恵を出し合える環境は人間が本来的に集団として発揮できる機能に即したものになるはずです。

Q.52

職場のレジリエンスは新型コロナ以外でも役立ちますか？

【60歳・男性（経営管理担当役員）】

A.

全社で作り上げたレジリエンスは、新型コロナの影響だけでなく、自然災害や経済不況といった**様々な危機を乗り越えること**に**役立つ**はずです。

近年、レジリエンスという言葉は職場のメンタルヘルスの分野で定着してきました。しかし、平時におけるレジリエンスが必要な場面は部門の改編や事業の買収、売却といったビジネス上の理由に基づくケースが大半です。

今回の新型コロナの流行に伴う緊急事態宣言に基づく外出自粛や休業要請によって、膨大な数の日本企業が事業運営における混乱を経験しました。

２００９年の新型インフルエンザの流行も経験していた多くの大手企業では事業継続計画・ＢＣＰを立てていたはずです。ところが今回の事態で、それが表面的で不完全なＢＣＰであったことが明らかになりました。

新型コロナの国内の流行は一旦収束に向かった後も、秋冬の再流行に対して専門家が警鐘を鳴らしています。

もしも全社的なプロジェクトを行うのであれば、新型コロナウイルスによ

■職場のレジリエンスを役立てるには？

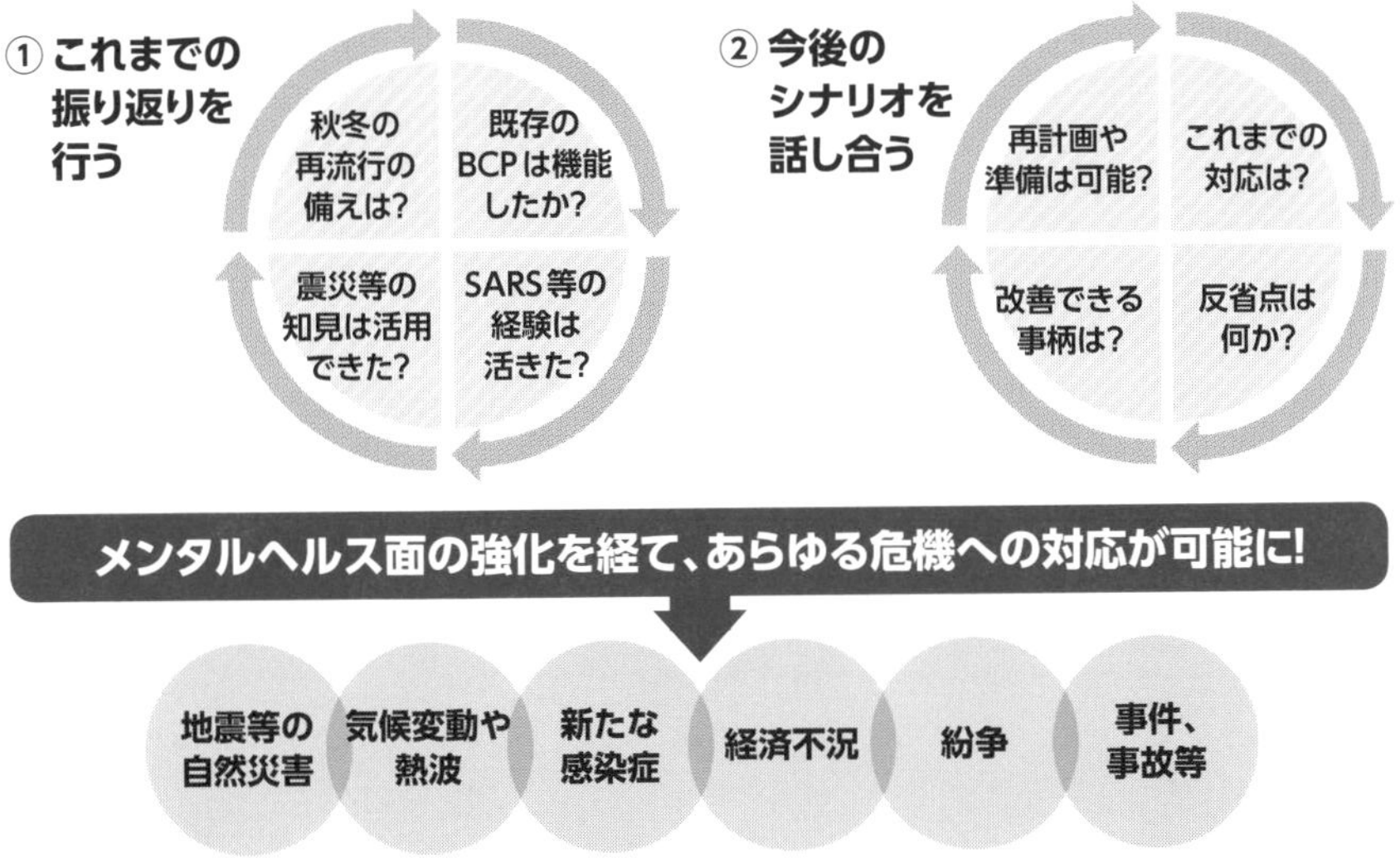
①これまでの振り返りを行う
秋冬の再流行の備えは？
既存のBCPは機能したか？
震災等の知見は活用できた？
SARS等の経験は活きた？
②今後のシナリオを話し合う
再計画や準備は可能？
これまでの対応は？
改善できる事柄は？
反省点は何か？
メンタルヘルス面の強化を経て、あらゆる危機への対応が可能に！
地震等の自然災害
気候変動や熱波
新たな感染症
経済不況
紛争
事件、事故等

ここがポイント

危機に対処する際のシナリオは被害を想定する軸と、その影響を小さくする対策の軸の2つに分けて策定していきます。

る感染症が日本で確認された、1月以降の対応を階層ごとや部門ごとに振り返る機会を持つことが大切です。

そして、それらの反省点を基に今後の再流行のいくつかのシナリオを話し合いながら作成し、その対策を検討します。その上で毎月、定期的に検証し、改良していくとよいと思います。

これらは組織のレジリエンスを高め、危機に準備する力、柔軟な発想と心構えを強化することに役立ちます。

また、メンタルヘルスの面からみると、会社が本気で取り組もうとする意思の表れであると社員の人たちが受け止め、困難に立ち向かう基礎となる一体感を醸成することにつながります。

このようにして全社で取り組んで強化したレジリエンスの枠組みは、その状況に応じた改良を経て、様々な危機においても、機能することが期待できます。

Chap 4 Summary

第4章　まとめ

「折れない心＝レジリエンス」の考え方や取り組みのところを読んで、どのような感想を持たれたでしょうか？

四半世紀以上の経験で、職場のメンタルヘルスに関する様々な課題に直面する中で学んできたことは、「人間は起きる出来事はコントロールできないが、それをどのように捉えて行動するかは自ら選び取ることができる」ということです。

また、年齢を重ねてきて、「人間は生きてきたようにしか、なることができない」とも考えています。

新型コロナの最終的な終息までに起きる様々な出来事だけでなく、その後の社会経済的な環境の変化、その他の危機に遭遇した際にも第4章で説明した事柄を参考に、一人ひとりの個性と組織の文化に沿った「折れない心」を育てていただけたらと思います。

エピローグ ～アフター or ポストコロナに向けて～

新型コロナの最終的な終息後、例えば2022年以降の毎日の生活や職場の状況はどのようなものになっていると思いますか？

政府や厚生労働省が謳う「働き方改革」では遅々として進まなかった在宅勤務を中心とするテレワークが進んだり、アナログな仕事のやり方がIT化されたり、出張をウェブ会議で済ませたりと、仕事や職場の様子が大きく変わっていくのではないかと考えます。

ポストコロナの将来には行政頼みやこれまでの主体性の乏しいやり方ではなく、企業の側や働く人が自律的に考え、働きかけていくという新しい流れも生まれるのでないか、そうあってほしいと期待しています。行政から何かを命じられて行うのではなく、自ら必要性を感じ考えるようになると、モチベーションが高くなり、創造性も発揮されやすいし、改善も速やかだろうと考えるからです。

私は1994年から、当時は珍しかった大手企業の産業医の仕事を皮切りにアメリカ系外資系企業の健康管理プログラム担当、産業医養成機関の講師、ベンチャー企業経営者を経て、現在はフリーランスとして、職場の健康管理を軸に、働く人の支援と職場での対策の構築に従事しています。これまで欧米やアジア各国での調査、現地でのコンサルティングや講演、研修を多数手がけることができました。海外の人たちと働き、話し合い、現地の様子を見てきて、日本の職場や働く人たちに関して、次のようなことを感じてきました。

- 会社等では一人ひとりの都合に合わせた働き方が許容されにくい
- 仕事が第一という滅私奉公のような価値観を経営層や幹部、上司から無意識に強要される
- 職場では年功序列や目上、目下といった捉え方が自由闊達な議論や雰囲気を削いでいる
- 生産性や創造性以外のところに働く人たちが時間やエネルギーを費やさなければならない
- 職場や日常で男女平等が保たれない
- 家庭やプライベートでも日本で求められることに性差がある
- 教育から就職、そして就労まで、常に競争が前提である
- 成果主義を象徴として常に他の人との比較で自身や立ち位置が評価される
- 日常や職場での会話が（極めて）少ない
- 雑談をする習慣があまりなく、交流したり、仲良くなったりすることが上手くない

これらの傾向や雰囲気は私がこれまで訪問した欧米先進国ではあまり感じませんでした。

日本では高齢化が進み、社会保障制度の崩壊が懸念されています。その対応として、女性活躍の名の下に結婚や出産にかかわりなく、継続して女性に働いていただくには、様々な配慮が欠かせません。育児の負担は文字通り休みなしですから、職場での貢献を求めるのであれば、個人の事情に対する配慮は表裏一体となりましょう。昭和の頃には55歳から60歳の定年で上がり！　だったかもしれませんが、人口が減少し続ける日本では、少ない人数で職場や社会を維持することになりますから、もはや競争している場合ではありません。

そして、会話の無さは日本ではかなり致命的ではないかと思うのです。「私語を慎め」と言われて職場での雑談がなく、夫婦や親子の会話もない、という人が少なくありません。生物学者が唱える「人が言語を操るようになったのは、雑談をするためであり、自分自身や誰かのことを語り合うことで信頼関係を保ち、厳しい狩猟採集時代を生き抜くことができた」という本書でも触れた説とは正反対の状況です。

新型コロナの流行による様々な影響が、日本的な本音と建て前、これまでいわばオブラートに包んできたものを、あからさまにしてしまったように思います。例えば、日頃は上手くやっているつもりの職場の人間関係、取り繕ってきた夫婦の間柄、あるいは共働きを理由に目を背けてきた子供の問題等に無理やりでも直面せざるをえなくなる、といった場面を経験する人が少なくありません。

けれども、想定外の新型コロナの影響を受けている今だからこそ、ここに挙げたような日本の働き方や職場を見直し、多くの人が無益なことに頭を悩ます必要がなくなる契機になれば、と私自身は考えています。こうした事態にあるからこそ、ご自身の不安や困りごと、ストレスに感じていることを正直な気持ちで見つめ直し、悪い習慣があればそれを改善できるチャンスがあります。

新型コロナの流行は多くの方々に様々な形でメンタルなダメージを与える出来事である、と思います。一方で、「人はどのような経験からも学ぶことができる」と私は考えています。読者の皆さんは、まさに今、経験しているダメージから何を学ばれているでしょうか。

外出自粛や休業要請、あるいは解除された後にも非日常的な状況に置かれている今だからこそ、改めてこれまでの毎日を振り返り、具体的な対処や手立てを考え、自分の気持ちに素直に過ごし、無理をせず良好なコンディションを保つように心がけてみてください。

おわりに

まず、最後までお読みくださり、どうもありがとうございました。
本書を手に取ってくださったということは、何らかの不安や困りごと、あるいはストレスを抱えておられるからであったことと思います。そうしたお悩みについて、本書で触れた内容が少しでも解決に役立ったり、何らかの糸口を見つけるきっかけになれば、と願っています。

新型コロナの何度かの流行の波を経た後、日本や海外の各国、ＷＨＯのような国際機関が最終的な終息を宣言して以降も、様々な危機が襲ってくる可能性があります。本書で触れたように、大きな地震、地球温暖化による熱波、台風や風水害等の影響を受ける可能性は年々、高まっていると思います。
あるいは新型コロナによる二次的な影響で職場が閉鎖されたり、企業買収にあったりと、従来当然だと思っていた働き方や処遇ではなくなっていく場合もあり得ます。

私自身は医師としては珍しい経歴をたどってきて、そろそろ60歳を意識する年齢となって、〝衣食住がとりあえず、困らなければそれでＯＫ〟という心境になりました。様々な分野の方々と交流し勉強する中で、また働く人の多様なメンタルヘルスの問題に触れて思うことは、生き物としての習性から、我々人間は「その瞬間には一つのことしか、考えることができない」という当たり前の事実です。

人は自分の経験で形作られた思い込みや考え方に常に縛られます。けれども経験といっても実はほとんどは偶然の産物であり、感情的な反応には過去の経験に対する捉え方が影響します。思い込みや考え方には、実は我々の本能的な部分や誰かから吹き込まれた意見等の影響が避けられません。

しかし、毎日、毎朝の気持ちをリセットし、ニュートラルな心持ちで仕事や生活に向かうことは誰しもが可能である、と思います。リセットするだけなら大してエネルギーを要さず、そう思えばほぼ済むことだからです。そうしたちょっとした習慣も折れない心を育てるのに役立ちます。

前作に引き続き、本書でも株式会社エクスナレッジの森哲也さんとグループONESの渡邊雄一郎さんには大変、お世話になりました。執筆は時に苦行のように感じられますが、お二人には遅れ気味の原稿の提出にも辛抱強く対応いただき、何とか完成させることができました。

今回の新型コロナという想定外の危機でも、あるいは終息の後に何らかの危機に見舞われた時でも、それを嘆いたり、感情に振り回されることなく、おおらかに学びの機会と捉えて、ご自身の気持ちに素直に、日々の暮らしを楽しんだり、将来のことを前向きに捉えていただければと思います。

読者の皆さんの日々の心身のお元気を心からお祈りしております。

2020年6月3日　株式会社健康企業　代表・医師　亀田高志

【著者紹介】

亀田高志（かめだ・たかし）

株式会社 健康企業 代表・医師。

労働衛生コンサルタント、日本内科学会認定内科医、日本医師会認定産業医。

1991年産業医科大学医学部卒。職場の健康管理と危機管理を専門とし、企業や自治体、専門家に向けた講演、研修、執筆等を手掛ける。社会保険労務士がメンタルヘルス対策等を学ぶ健康企業推進研究会も主宰。

福岡産業保健総合支援センター産業保健相談員、国際EAP協会日本支部理事、日本産業衛生学会エイジマネジメント研究会世話人でもある。

著書は「【図解】新型コロナウイルス　職場の対策マニュアル」（エクスナレッジ）、「第2版管理職のためのメンタルヘルス・マネジメント」（労務行政研究所）、「改訂版　人事担当者のためのメンタルヘルス復職支援」、「健康診断という病」（日経プレミアシリーズ・日経新聞出版社）、「課題ごとに解決！健康経営マニュアル」（日本法令）等多数。

【図解】新型コロナウイルス メンタルヘルス対策

2020年7月9日　初版第1刷発行

著者　亀田高志

発行者　澤井聖一

発行所　株式会社エクスナレッジ

〒106-0032 東京都港区六本木7-2-26

http://www.xknowledge.co.jp/

問合先　編集　TEL.03-3403-6796

FAX.03-3403-0582

info@xknowledge.co.jp

販売　TEL.03-3403-1321

FAX.03-3403-1829